あなたの
カラダの悩みは、
口の中が
原因だった!?

歯科医師
横須賀正人
Masahito Yokosuka

現代書林

はじめに

結論から言いましょう。

お口から、あなたは健康になれます。

現代人の多くの方が、片頭痛や肩こり、肌荒れ、便秘、不眠症、金属アレルギーなど……に悩まされています。

あなたは、こんな不快な症状に悩まされてはいませんか？

働く女性が増え、さまざまなストレスを抱えてカラダの不調を招いている人も少なくないようです。ところが、病院で診てもらっても原因がわからない。薬を飲んだり、ケアをしても症状は改善されず、さらにストレスが増す……。

そんな女性の皆さんに、**〝もしかしたら、お口の中にこれらの症状を解決する糸口があるかもしれない〟**ということをお伝えしたくて本書を執筆しました。

たとえば、銀歯というのは、虫歯の治療で歯を削ったところにアマルガムやパラジウム合金、銀合金を詰めたり、被せ物をしたりした歯のことです。これらが銀色なので銀歯と呼んでいます。アマルガムにもパラジウム合金、銀合金にも、さまざまな金属が含まれています。そうした歯科金属がイオン化して体内に入りカラダの不調を引き起こしている可能性を、欧米の研究者たちが指摘しています。特に、アマルガムには水銀が含まれているので注意が必要です。

皆さんは、まさか銀歯によって不快な症状が引き起こされるとは、夢にも思っていなかったでしょう。これは一例に過ぎません。ですが、銀歯を取り除いて不快な症状が治った人が大勢います。「もしかしたら……」と可能性を探ることで、現在の不快な症状から解放されるかもしれません。

特にこれから結婚や出産を迎えるであろう若い女性の方は、ぜひ、その前に歯の治療を行ってほしいですし、将来生まれてくる子どものために、お口の中について少しだけ気にしていただければと思います。

本書は、歯を治療するための歯医者選びの本ではありません。お口から健康を手に入れて、健康寿命を延ばす一助にしていただくための読み物です。さらっとお読みいただいて、気になることをかかりつけの歯科医師に相談するなど、できることから始めていただければ、著者としてこれほどうれしいことはありません。

それでは、お口の中から健康になる扉を開けましょう。

２０１６年６月

歯科医師　横須賀正人

目次

PART

1 病気予防はお口の中から

PART

2 カラダの不調は銀歯が原因かも？

PART

3 放っておくと健康を害することに

PART 4 お口の中から健康になりましょう！

PART

5 カラダに溜まった金属をデトックス

PART

6 銀歯をはずして不快な症状が改善

コラム

PART 1

病気予防はお口の中から

歯の役割を知っていますか？

〝人間にとって歯は大切なもの〟と何となく思っている人がほとんどではないでしょうか。

「虫歯になったら痛いし、治療に通うのも面倒。歯が黄色くなったり、入れ歯はかっこ悪くてイヤ！　だから、とりあえず歯磨きはきちんとしておこう」というのが、一般的な認識だと思います。

では、「歯の役割は？」と聞かれたら皆さんは何と答えますか？

「食物を噛む」――ピンポン！

食物を噛むことは歯の基本的な役割であり、噛むことが全身によい影響を与えています。

よく噛むことで食物の消化を助け、満腹感が得られるので食べ過ぎを防ぎます。また、脳の血流が活発になり、記憶力や集中力が高まります。野球選手が試合中にガムを噛んでいるのは、行儀が悪いのではなく、集中力を高めるためなんですね。よく噛むことは、認知症の予防にもつながります。ガムを噛んでいる時の高齢者の大脳は、記憶を司る海馬の神経細胞の活動が活発になっているという研究もあります。

そして、よく噛むことで唾液がたくさん出ることも重要ポイントです。唾液には食べ物のカスや細菌を洗い流す作用があるので、虫歯や歯肉炎の予防になります。そのほか、全身に対しても重要な働きをしています。

例えば、唾液に含まれるペルオキシターゼやベンゾピレンなどは、発がん性を抑える作用があります。そのほかパロチンという老化防止のホルモンやリゾチームという抗菌作用のある酵素なども含まれていて、唾液はカラダにとってなかなかのスグレモノなのです。

歯周病が心筋梗塞や糖尿病の原因に

歯を失ってしまう二大原因は虫歯と歯周病です。成人の場合は、歯周病によって歯を抜かなければいけなくなるケースが多くなります。

「歯周病って、中高年がなるんでしょ」と思っていませんか？

残念ながら、近年は10代の半数に歯周病の初期症状がみられ、30代前後では8割の人が歯周病を発症しているともいわれているのです。

歯周病はお口の中の細菌によって歯肉に炎症が起き、やがて歯周組織が破壊され、最終的には歯が抜け落ちてしまう病気です。従来、歯周病はお口の中の病気と考えられていましたが、最近は歯周病と全身との関係についての研究が進み、さまざまな病気との関連性が指摘されています。歯周病を引き起こす細菌は血液中に侵入して、全身の病気の原因になっている可能性があるのです。

例えば、心疾患です。歯周病の原因となる細菌が動脈内にプラーク（沈着物）を作って動脈硬化を進行させ、狭心症や心筋梗塞を発症させることも。歯周病患者はそうでない人に比べて、心疾患を発症するリスクが高いことが報告されています。

誤嚥性《ごえんせい》肺炎も、歯周病を引き起こす細菌が主な原因となります。唾液や食物が誤って肺に入って、唾液に含まれる細菌が肺炎を発症させてしまうのです。口腔ケアをすることで誤嚥性肺炎の発症率が下がるという報告があります。

また、糖尿病は歯周病と深い関係があることが知られています。糖尿病はインスリンが足りなくなることで高血糖の状態が続き、腎臓や目の網膜などに異常が現れ、さまざまな合併症を引き起こして死に至る病気です。

糖尿病によってカラダの機能が低下することで、歯周病を引き起こす細菌に感染しやすくなり、歯周病の発症や重症化を進めてしまいます。歯周病は糖尿病の合併症の一つとしてとらえられているのです。そして、歯周病が重症化すると、血液中のインスリンの働きが妨げられて血糖値が高くなり、糖尿病が悪化し歯周病の進行も進むという悪循環に陥ります。糖尿病患者の多くに歯周病が見られますが、歯周病を治療することで血糖値が改善されたという報告もあります。

骨粗鬆症や早産にも注意を！

特に女性に注目していただきたいのは、歯周病の骨粗《こつそ》鬆症《しょうしょう》と早産への影響についてです。

骨粗鬆症は女性に多い症状で、骨量が減って骨がもろくなります。歯周病が骨代謝に影響を及ぼすと考えられ、歯の喪失と骨量の減少に関連があるという研究があります。また、骨粗鬆症の患者が歯周病になると、歯を支える歯槽骨の吸収が早くなり、歯周病が急速に進んでしまう例が少なくありません。

また、妊婦さんにとって歯周病は要注意です。ツワリなどで歯磨きも思うようにできないなど、妊娠中はお口の中の細菌が増えやすい状態になっています。口腔内の細菌が血液に入って全身を巡って子宮に到達すると、子宮の収縮を招いて早産・低体重児出産が起きる可能性があるのです。

このように、歯の健康が多くの病気と関係あることに驚かれたのではないでしょうか？　しかし、逆にお口の健康を維持すれば、さまざまな病気の予防に

図1　女性の骨量の経年的変化

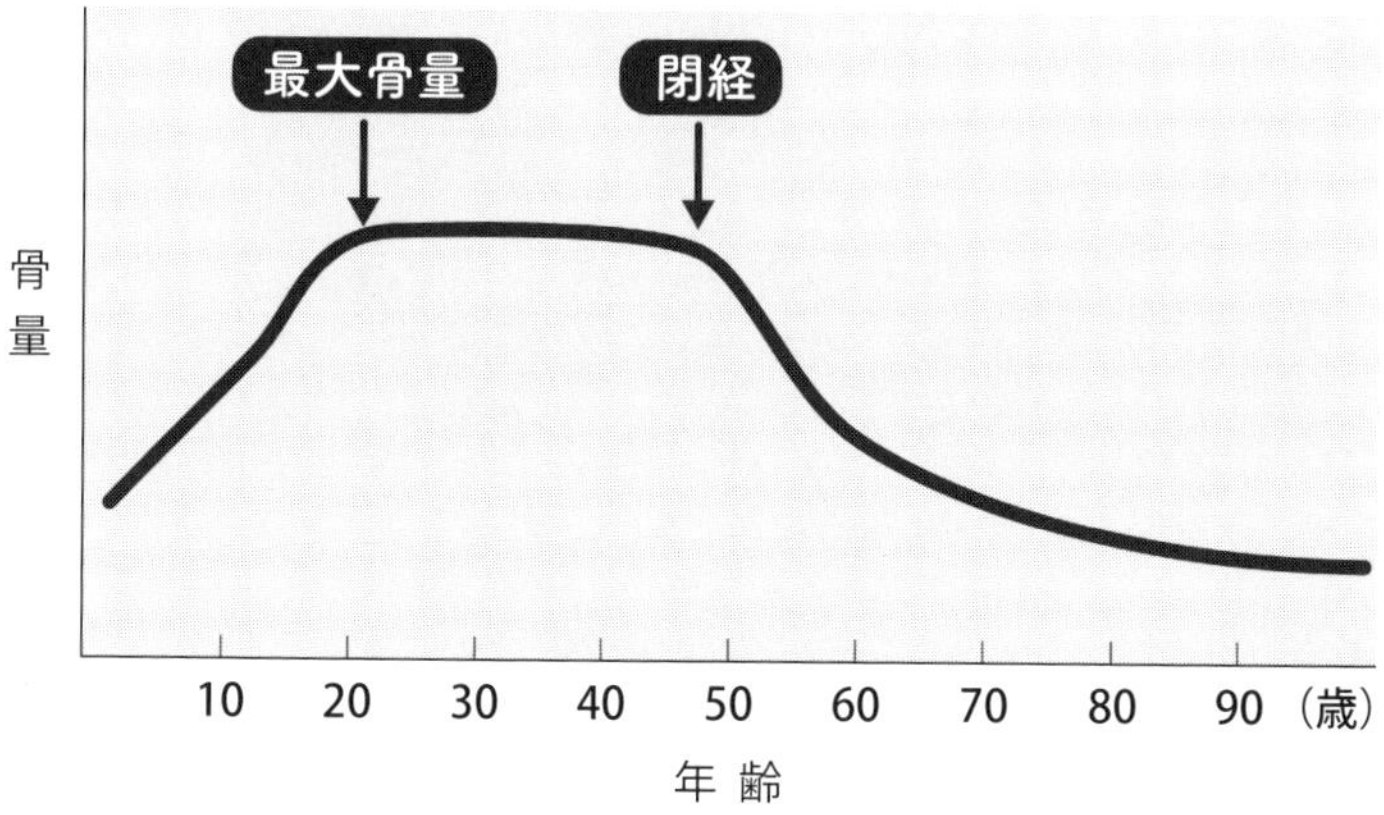

出典：「骨粗鬆症の予防とガイドライン2011年版」より一部改変

なるということです。

病気予防はお口から！

歯科医師として皆さんにぜひ知っていただきたいことなのです。

銀歯には思わぬリスクの可能性が……

歯は全身のさまざまな病気と関連することがわかってきましたが、近年では欧米諸国で銀歯がいろいろな症状を引き起こす原因となっているのではないかと指摘されています。

銀歯というのは、アマルガムやパラジウム合金、銀合金が詰められたり、被せられたりした歯のことです。

アマルガムには水銀が含まれています。19世紀から欧米で広く使用されていました。コストが安く扱いやすいという理由で、金（ゴールド）の代替品として普及したのです。

日本でも第二次世界大戦後の貧しい時代に、アマルガムは金合金の代替品として認められたという経緯があります。経済大国となった現在、若い人たちには考えられないことかもしれませんが、１９５０年代～１９６０年代の日本は終戦の混乱を経て高度成長時代へとひた走っていた時期で、まだ貧しかったのです。

そして、現在のような国民皆保険制度ができたのは1961年です。それまでは、ほとんどが自費治療でしたから、虫歯になっても満足に治療できない子どもたちが大勢いました。健康保険導入時のキャッチフレーズは「100円持って歯医者に行こう!」だったと聞いたことがあります。ちなみに、1961年のサラリーマンの平均月収は約2万円(「賃金構造基本統計調査」)。2012年の平均月収は32万6000円なので、当時の100円は現在の1600円ぐらいの貨幣価値ですね。

歯科医療史では、当時は〝虫歯の洪水の時代〟といわれています。保険ができて、やっと歯医者に行って虫歯を治せるようになった——そんな経済環境の中では、コストの安いアマルガムはベストではなくてもベターな選択だったと思われます。

アマルガムは1958年にJIS規格が定められ、1961年に健康保険制度ができてからは保険適用となり、1970年代~1980年代まで盛んに使用されていたのです。

ところが、アマルガムが普及して長い年月が経過する中で、科学が発達し、生活が豊かになったことで、アマルガムのデメリットにも目が向けられるようになってきました。

歯に詰められたアマルガムの水銀がお口の中で蒸発し、体内に吸収されている可能性が指摘され始めたのです。

体内に吸収された水銀の影響によるのではないかと疑われている症状には、次のようなものが挙げられます。

・肌荒れ
・金属アレルギー
・肩こり
・腰痛
・片頭痛
・めまい
・便秘
・しびれ

・アトピー性皮膚炎
・耳鳴り
・不眠症
・慢性疲労など

女性に多い不快な症状と重なりますよね。

豊かになった現在では、歯科治療でアマルガムを使用することはほとんどありません。セラミックなど、より安心・安全な素材を使うようになっているからです。

ただし、子どもの頃にアマルガムを詰めて、そのままの人も大勢いるでしょう。ご自分のお口の中にアマルガムの銀歯がないか、ちょっと気にしてみてください。**あなたのカラダの不調は、もしかしたら銀歯のせいかもしれない**からです。

お口の健康を保つことが、全身のさまざまな病気の予防になるという視点で考えた場合、現在のテーマとして銀歯を取り上げないわけにはいきません。本書ではPART2、PART3で詳しく説明しています。

できるだけ歯を残すことが大切

歯と全身の健康の関係を考えた時、できるだけ自分の歯を残すことが大切です。「噛んで食べる」には、20本以上の歯が必要とされています。20本以上の歯があれば、硬い食品でも噛めることがわかっています。

２００９年の国民健康・栄養調査報告では、75歳以上で20本以上の歯がある人は「何でも噛んで食べることができる」と83・８％の人が答えています。ところが、19本以下の人は46・６％です。19本以下の半数以上の人が噛んで食べることに支障が出ているのです。硬い食物が食べられないと、柔らかいものばかり食べるようになり、栄養バランスが崩れ、体調不良の一因となります。

自分の歯で食べることとの重要性から、１９８９年に当時の厚生省と日本歯科医師会が「８０２０（はち・まる・にい・まる）運動」を提唱しました。80歳になっても20本以上自分の歯を残そうというキャンペーンです。80歳というのは当時の平均寿命で、生涯20本以上の歯が必要という意味です。四半世紀たっ

図2　歯の本数別　噛んで食べる時の状態（75歳以上）

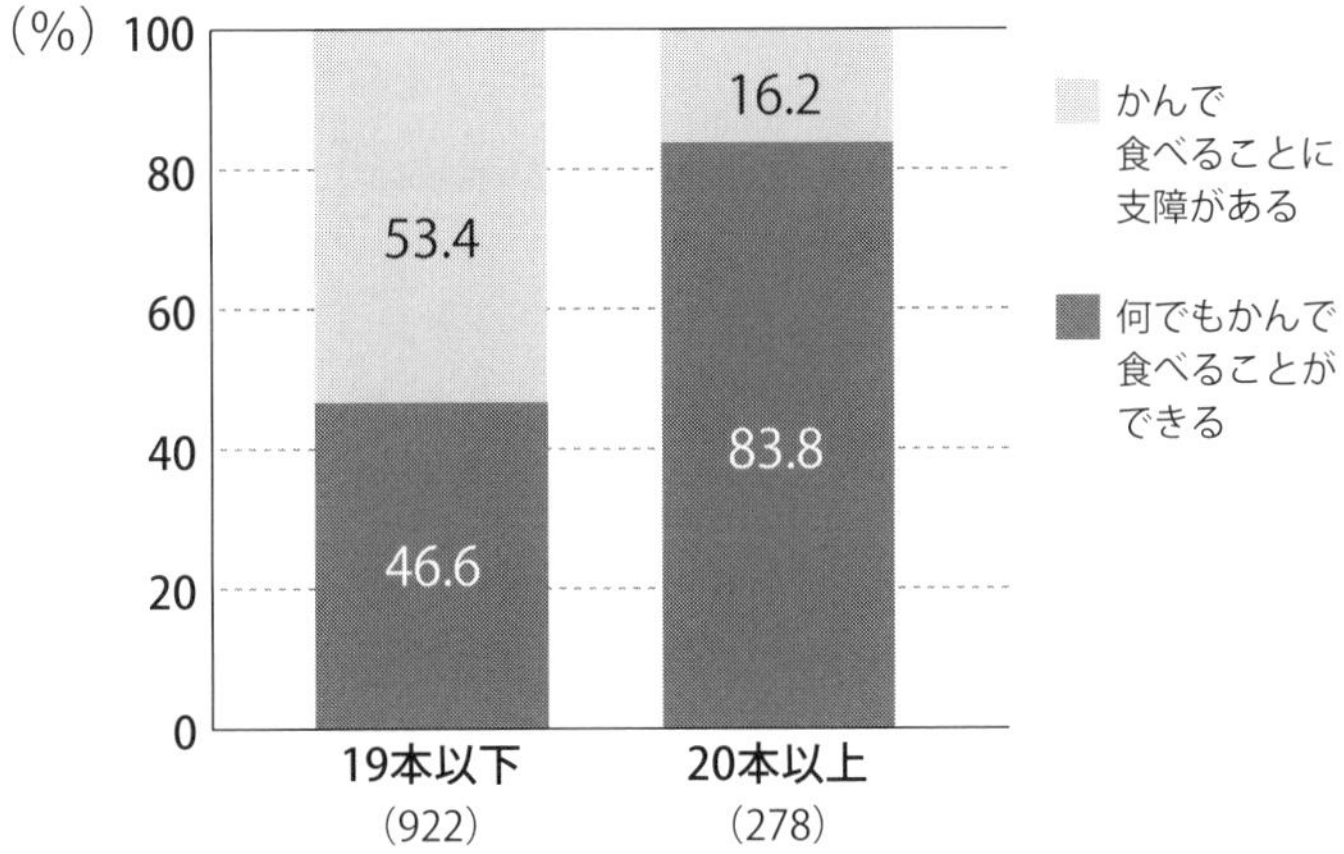

出典:厚生労働省「平成21年　国民健康・栄養調査結果の概要」

た現在、２０１１年の歯科疾患実態調査では、75歳以上の37％が20本以上の歯を残せていますが、まだ63％が20本以下となっています。

医学の進歩により日本人の平均寿命は延び続けています。２０１４年では女性が86・83歳、男性が80・50歳で過去最高です。長寿はめでたいことですが、寝たきりでは生活の質（ＱＯＬ）は低くなってしまいます。健康上の理由で日常生活が制限されず、自立して生きていける期間を健康寿命といい、充実した老後を過ごすには健康寿命を長くすることが大事になっています。

ところが、厚生労働省が２０１３年

図3　健康寿命調査

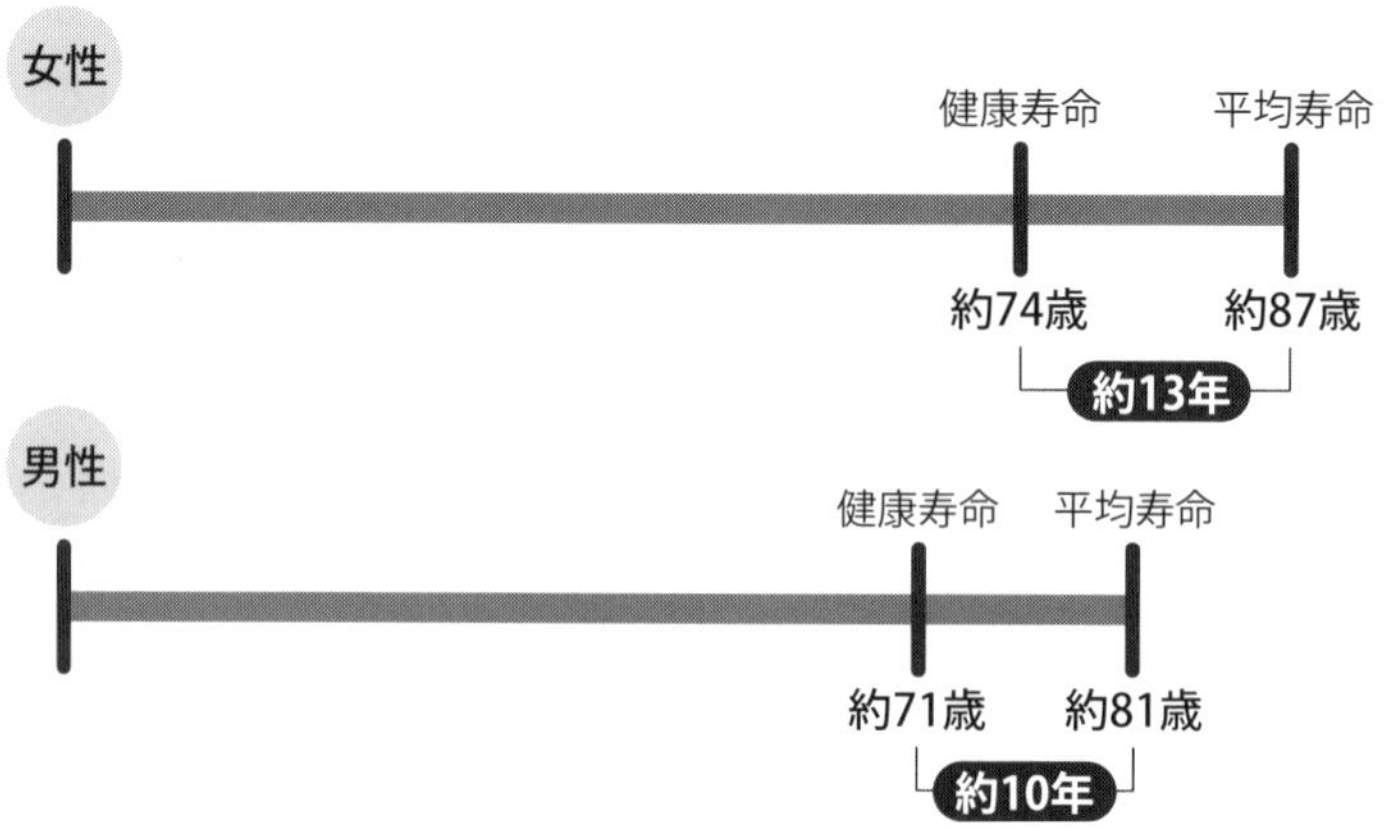

出典：厚生労働省「平成26年簡易生命表の概況」、「健康日本21（第二次）各目標項目の進捗状況について」（2013年）より作成

に健康寿命を調査したところ、女性が74・21歳、男性が71・19歳となっていて、男女とも10年前後は健康に問題を抱えて自由に生活できない期間となってしまっているのです。

自分の歯を残すよう心掛けることで、健康寿命が延びる確率が高くなります。生涯20本以上の歯を保つことは、充実した老後を暮らすために大変重要なポイントとなっているのです。

健康寿命を延ばす秘訣は、かかりつけ歯科医院での定期健診です

では、生涯20本以上の歯を残してお口の健康を維持するには、どうすればいいのでしょうか？

答えは簡単！ **歯科医院で定期健診を受けること**です。

皆さんは、歯が痛くなったら仕方なく歯科医院に行き、治療が終われば「もう歯医者に通わなくてすむ」と、ホッとしてしまうのではないでしょうか。忘れた頃に痛みが出てくると、慌てて歯科医院に予約の電話を入れる――そんなことを繰り返しているうちに、歯はどんどん少なくなってしまいます。

歯が痛くなってから歯科医院に行くのではなく、歯の状態をチェックしてメンテナンスをする定期健診に行くようにすれば、痛くなることはほとんどなくなるでしょう。理想としては、少なくとも半年に1回、それが難しければ年に1回、定期健診に行く習慣をつけていただきたいのです。会社勤めの人は、健

康保険組合による年1回の健康診断を受けている場合が多いでしょう。でも、歯科の検診はありません。通常の健康診断と同じ感覚で、歯科医院に定期健診に行っていただきたいのです。

なかでも、**3年も歯医者に行っていない人は、歯を失う前に、今すぐ歯科医院に行ってください！**

どの歯科医院に行けばいいかわからなければ、取りあえず前にかかった歯科医院に行ってみましょう。前回のカルテが残っているので、歯科医師も的確な診療がしやすいからです。どんな歯科医院も「定期健診に来た」という患者さんはウエルカムです。定期健診に来るのはデンタルＩＱの高い、歯の健康について意識の高い患者さんとみなされます。実はそういう患者さんが増えてほしいと、どの歯科医師も願っているのです。

歯を削ることより、残すことにお金をかけましょう！

日本の医療保険制度では、残念なことに予防には保険が適用されません。しかし、虫歯や歯周病になって何度も治療を受ければ、お金も時間もかかります。歯は一度削ってしまえば元には戻りませんし、永久歯が抜ければ二度と生えてはこないのです。歯の健康維持は健康寿命に直結しています。1年に1回歯科医院に行くだけで、生涯にわたって健康で暮らせる確率が高くなるのです。お子さんも含めて一家全員が歯科医院に定期健診に行くことで、結果として医療費を抑えることにつながり、家計にもゆとりをもたらします。

厚生労働省が生涯医療費を算出していますが、2010年度の推計では2400万円に！　そのうち70歳未満が51%、70歳以上で49%を使います。単純計算すれば、70歳以上で約1200万円使うということです。

兵庫県歯科医師会が高齢者を対象に行った医療費と歯の本数に関する調査では、20本以上の歯がある人に比べ、10~19本の人は1か月の医療費が3000

図4　生涯医療費(2013年推計)

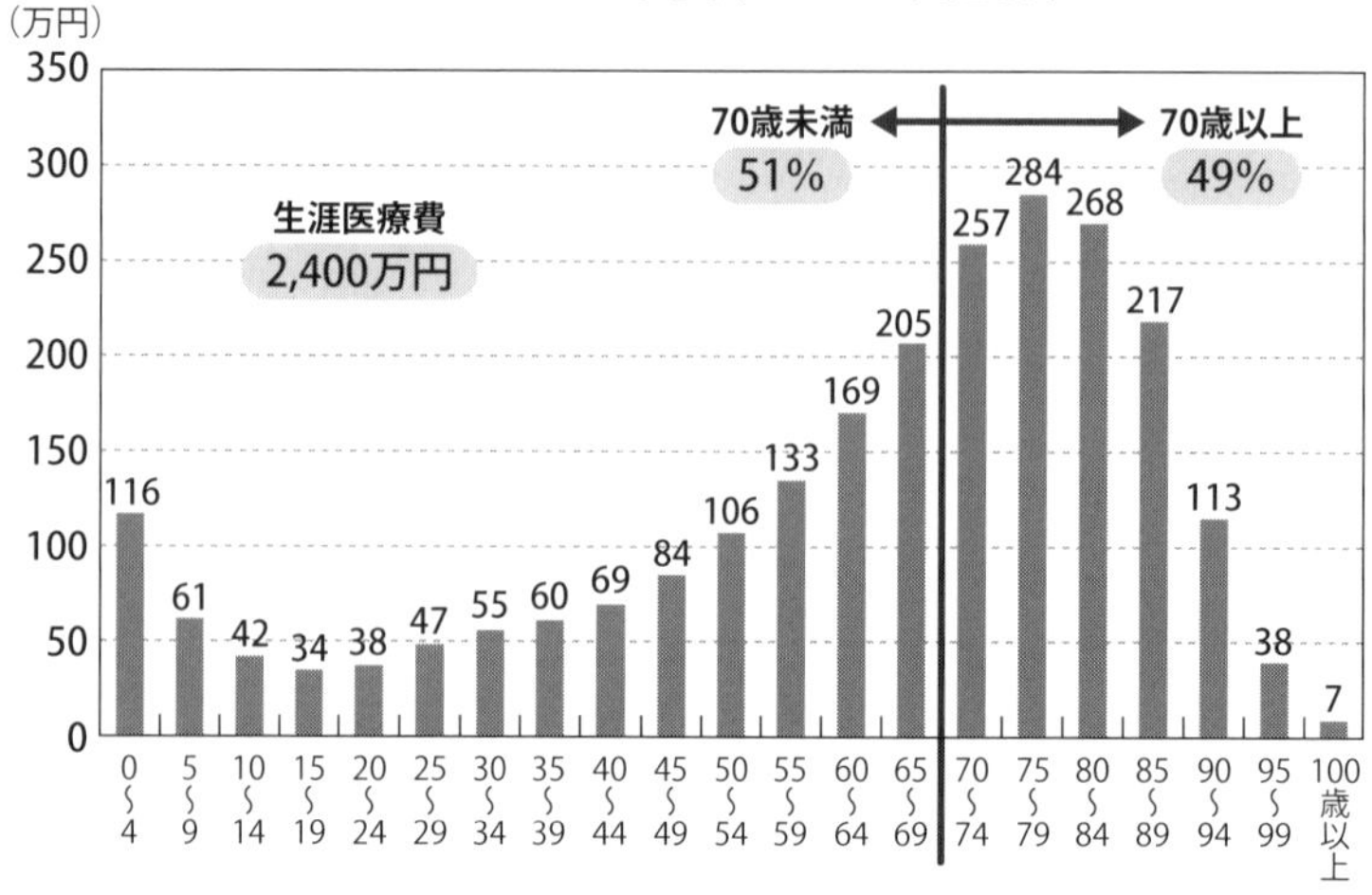

出典：厚生労働省「生涯医療費」

円高く、1～9本の人は7000円、0本の人は1万5000円も高いことがわかりました。ほかの地域の歯科医師会の調査でも、8020達成者は非達成者に比べ医療費が少ないという結果が出ています。調査内容によりますが、20本以上の歯を残すことで70歳から使う医療費1200万円を削減できることは確かです。20％の削減率と仮定すれば240万円、30％なら360万円も節約できる計算です。

　歯を削ることにお金をかけるのではなく、若い時から歯を残すことにお金を払うことで、生涯の健康を手に入れていただきたいと思います。

PART

2

カラダの不調は銀歯が原因かも?

原因不明の湿疹やかゆみなど、アレルギー症状はありませんか？

現代社会では、アレルギー性疾患に悩まされている人が増えています。

アレルギーとは、食物や花粉などのアレルゲンに過剰に反応してしまう状態を指します。私たちのカラダには、体内に侵入した病原菌などに反応して、抗体を作って抵抗する〝免疫〟と呼ばれるシステムが備わっています。ところが、食物や花粉などカラダに害のないものにも免疫システムが反応してしまうのがアレルギーなのです。

アレルギーが多くなっているのは、遺伝的体質のほかに住環境や食生活の変化などが影響しているといわれています。また、医学の発達によって感染症などの病気が減り、カラダの免疫システムがアレルギーに反応しやすくなっているのではないかという推論もあります。

花粉症などさまざまなアレルギーがありますが、女性に多い敏感肌もアレルギーの一種といえるでしょう。敏感肌の方は、洗剤や化粧品で肌が荒れたり、髪の毛や衣類が触れるだけで刺激を感じたり、カラダのあちこちにかゆみが出たりします。

医学的には敏感肌の定義はないそうですが、化粧品会社などでは肌のバリアー機能が損なわれ、外からの刺激に反応しやすくなっている肌のことを〝敏感肌〟と呼んでいます。

敏感肌になる原因は、間違ったスキンケアや不規則な生活、偏った食生活、精神的ストレスなどさまざまですが、アレルギーが原因の場合も少なくないようです。アレルギー体質であれば肌が過敏になってしまう可能性は高いといえます。

ところが、肌荒れやかゆみがひどくなって皮膚科に行っても原因不明で治らない、今まで大丈夫だった化粧品に急にかぶれるようになった……。そんな場合、もしかしたら歯の詰め物や被せ物など歯科金属による金属アレルギーの可能性があるかもしれません。

金属アレルギーは、汗などで溶け出した金属がイオン化して炎症を起こします。アレルギー性皮膚炎の一種です。

金属アレルギーの代表例としては、ピアスやイヤリング、ネックレスなどでかぶれたり、かゆみが生じたりする症状です。同じアクセサリーを繰り返し使用しているうちに、金属イオンが体内に入って免疫システムで異物と認識され、次に同じ金属に触れた時にアレルギー反応を起こしてしまいます。

同様に、歯に詰められたり被せられたりしている歯科金属が、唾液などによってイオン化して血流に乗って体内を巡り、アレルギー反応となって全身に湿疹やかゆみなどが生じる可能性があります。

アクセサリーによる金属アレルギーに比較すると、歯科金属による発症頻度は少ないといわれていますが、さまざまな金属が歯科治療で使われていますので、チェックしてみる必要があるでしょう。

ちなみに、当院の女性スタッフ20人について歯科金属のアレルギーを調べたところ、60％に当たる12人に反応が出ました！　予想以上に多かったので驚いています。

頭痛や肩こりなど、不定愁訴の症状が気になるなら

ストレス社会の現在、頭痛や肩こり、めまい、慢性疲労、イライラ、不眠などの不定愁訴に困っている人が大勢います。病院で診てもらっても原因がわからず、頭痛薬や湿布薬、精神安定剤などを処方されるだけ……。症状を我慢しながら生活するしかないと、ため息をつきながら諦めている人が多いのです。

でも、これらの不快な症状は、もしかしたらお口の中の銀歯が原因かもしれません。その可能性がヨーロッパなどでも指摘されています。

歯に詰められたり被せられたりした歯科金属が、唾液によって水蒸気化、金属イオン化して、体内に入り、頭痛やめまい、イライラなどの症状を引き起こしているという仮説が発表されているのです。医学的な定説までには至っていないようですが、実際に銀歯を除去したら不定愁訴がなくなったという症例は、国内外で数多く報告されています。

もちろん、これらの不定愁訴の原因がすべて銀歯にあるというわけではありません。ですが、さまざまな検査をして、複数の病院で診てもらっても原因がわからなかったり、いろいろな治療をしても全く効果がなかったりした時には、銀歯が原因かもしれないという可能性は残ります。

皆さんは、まさか頭痛など不定愁訴の原因が銀歯かもしれない、とは夢にも思っていなかったでしょう。でも、自分のお口の中に銀歯がある人は、「もしかしたら?」と、ちょっと考えてみていただきたいのです。そして、一度かかりつけの歯科医師に相談してみてください。

あなたのお口の中に電流が流れているかもしれません！

歯に詰め物や被せ物がある人は、フォークやスプーンが歯に触れた時にピリッときた経験はありませんか？

これは、**お口の中を流れる〝ガルバニー電流〟**の仕業なのです。ガルバニー電流なんて聞きなれない言葉だと思いますが、仕組みは電池と同じこと。電池は電解液に異なる金属を入れ（プラス極、マイナス極）、それぞれの金属のイオン化するスピードの差により、電子がマイナスからプラスへと移動することで電流が発生して電気が起きます。

同様にお口の中に異なる金属があると、唾液が電解液となり、微弱な電流が生じてしまうのです。銀歯には銀以外に水銀、スズ、銅、亜鉛などが使われているので、2本以上銀歯があるとガルバニー電流が発生する可能性があります。ガルバニー電流は自律神経に影響を与えるといわれています。ガルバニー電

図5　電気が発生するしくみ

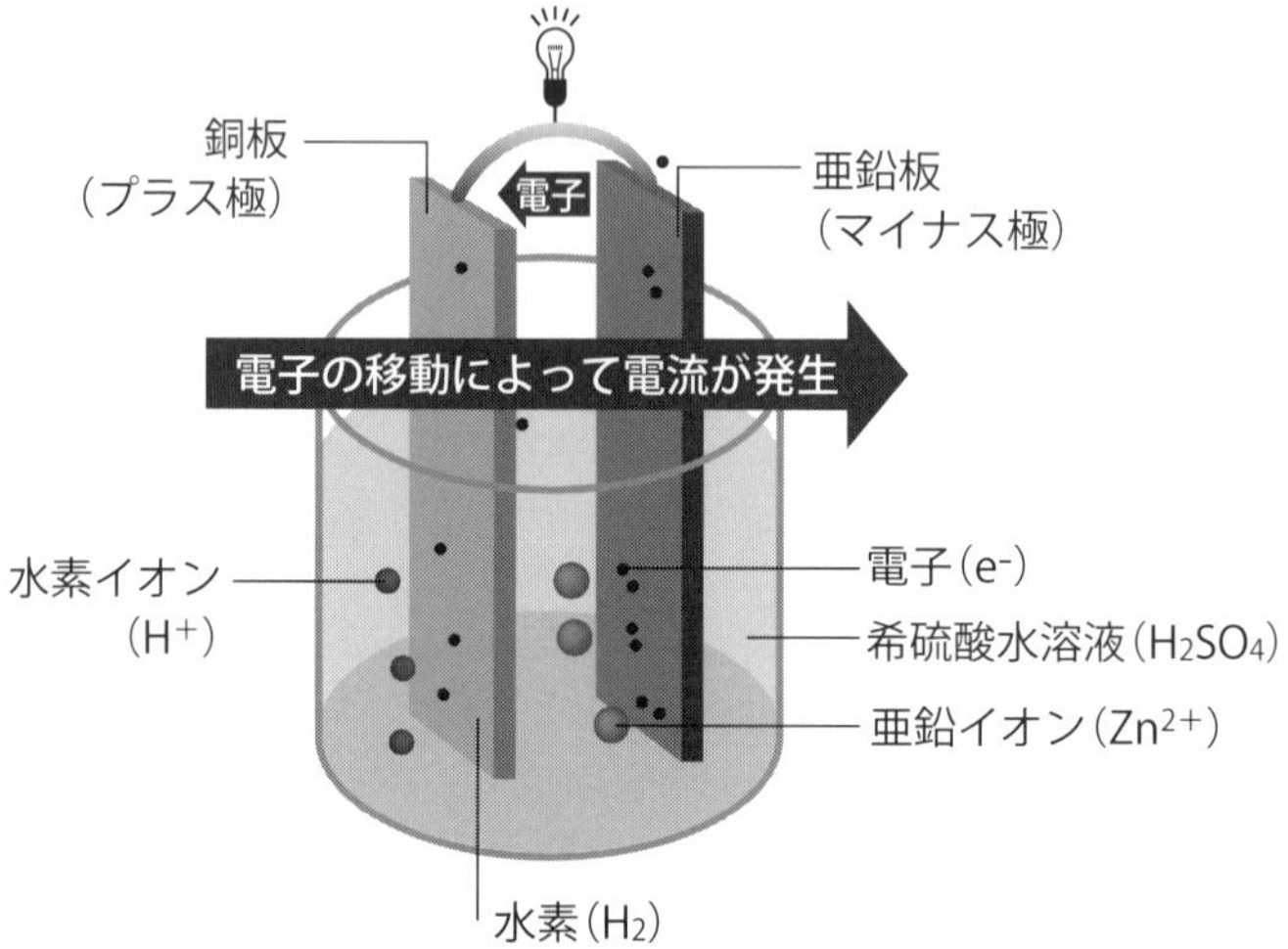

流が流れることで、脳の指令とは関係なく、手足の震え、耳鳴りなどが起きるとされているのです。頭痛や肩こり、疲れやイライラなどの不定愁訴もガルバニー電流によって引き起こされるという研究がヨーロッパで報告されています。

　口腔内のガルバニー電流を計測し、放電したところ、瞬時に症状が改善したという症例も多くあるようです。

　いずれにしろ、脳に近い口腔内で微弱とはいえ電流が流れていることが、カラダにとってよいこととはいえないでしょう。

銀歯が避雷針となって電磁波を集積

科学が発達して便利な電化製品が数多く生産され、ＩＴ化が急速に進んでパソコンや携帯電話（スマートフォン）がない生活は考えられなくなっています。そんな中で電磁波過敏症が問題となっています。

電磁波には、①放射線、紫外線などの光、②電波、③電力設備などの電磁界があります。

放射線はエックス線写真など医療に使われ、紫外線は殺菌灯、可視光線は照明など、赤外線は暖房などに利用されています。マイクロ波などの電波は光通信システム、ケータイ、電子レンジ、テレビ、ラジオなどに使用されています。

しかし、電磁波はカラダに悪い影響を与えます。例えば、紫外線は日焼けを引き起こしますし、赤外線は白内障を発症させます。放射線を大量に浴びると遺伝子を傷つける可能性があります。

もちろん、電化製品やＩＴ機器を使用して、すぐに重大な障害が発症するわ

私たちを取り巻く、さまざまな電磁波

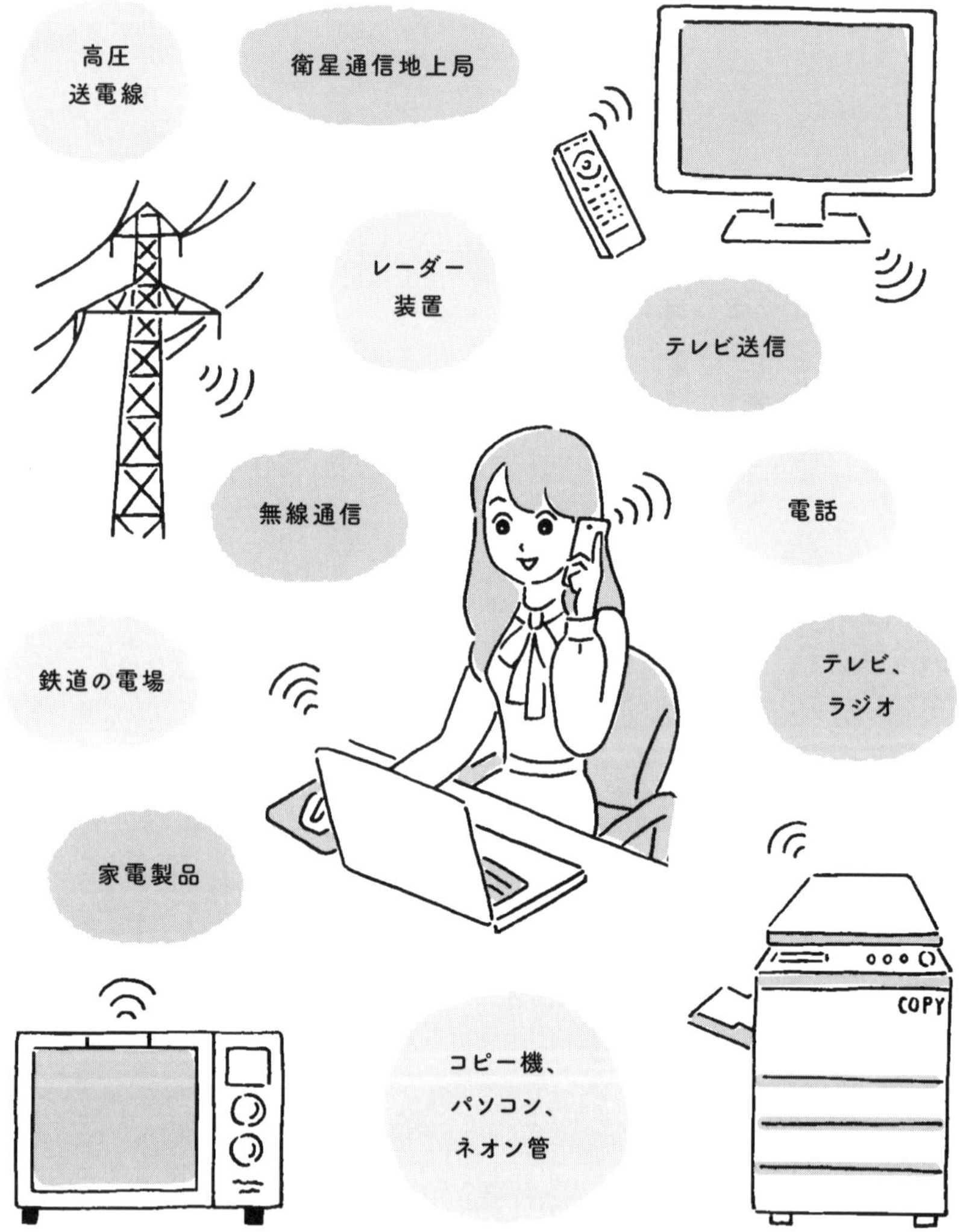

けではありません。しかし、私たちの身の周りには電磁波を発する機器がたくさんあり、長時間接していますす。そのため、微弱な電磁波による不快な症状を訴える人が多く出てきたのです。頭痛や疲労、かゆみなどがその症状で〝電磁波過敏症〟と呼ばれています。

2005年にWHOが発表した電磁波過敏症についてのファクトシートでは、一般的な症状として次のような症状を挙げています。

【皮膚症状】

・発赤、チクチク感、灼熱感

【神経衰弱性および自律神経の症状】

・疲労、疲労感、集中困難、めまい、吐き気、動悸、消化不良

また、「電磁波過敏症」と初めて命名したアメリカの医学者、ウィリアム・レイ博士による症状の分類は次の通りです。

・視力障害、目が痛い、目がうずく
・皮膚が乾燥する、赤くなる、湿疹
・鼻づまり、鼻水
・顔がほてる、むくみ、湿疹、ピリピリした不快感
・口内炎、歯周病、メタリックな味がする
・歯や顎の痛み
・粘膜の乾燥、異常な喉の渇き
・頭痛、短期的記憶喪失やうつ症状
・異常な疲れ、集中力の欠如
・めまい、耳鳴り、気を失いそうな感覚、吐き気
・首筋や肩のこり、腕の筋肉や関節の痛み
・呼吸困難、動悸
・腕や足のしびれ、麻痺

このように電磁波過敏症は、実に多彩な症状があります。医学的には未解明なジャンルですが、こうした症状に悩まされている人は世界中に大勢います。そして、電磁波過敏症がお口の中の銀歯によって引き起こされている可能性も指摘されています。

口腔内に歯科金属があって電磁波過敏症の人が、ガルバニー電流を放電することで症状が瞬時に軽減した、という症例が国の内外を問わず数多く報告されています。その場合、歯科金属を取り除くことで、症状が改善されることはいうまでもありません。

つまり、歯科金属が避雷針のような役割をして、電磁波を体内に取り込んでしまうのではないか、と考えられているのです。避雷針は雷を呼び込んで地面に電流を逃しますが、歯科金属は電磁波を体内に呼び込んで集積してしまう可能性が高いといえるでしょう。

電磁波過敏症と歯科金属の関係が問題になるのは、21世紀ならではのことです。アマルガムが詰められていた1960年~70年代は、3Cといってカラーテレビ、クーラー、カー(自家用車)が一般庶民の憧れだったのです。電話はもちろん固定の黒電話で、ジーコ、ジーコと回すダイヤル式でした。そんな環境では電磁波過敏症など起きるはずもありません。

1990年代半ばからパソコンや携帯電話が急速に普及。今では会社はもちろん家庭でも必需品となり、家族全員が携帯電話か、スマートフォンを持っています。家に居ながらネットショッピングを楽しんだり、電車の中でもテレビを自由に見られたりという環境に変わってしまったのです。私たちは半世紀前とは比較にならない便利さや快適さを手にしましたが、そのデメリットにも向き合わなければいけません。

電磁波過敏症に苦しむ患者さんのために銀歯を除去することは、時代の変化に対応するために歯科医師としてやるべき仕事の一つではないか、と思っています。30年後には銀歯ゼロになっていてほしいと願っています。

COLUMN 1

歯の噛み合わせとアンチエイジングの関係

歯の噛み合わせが悪いと、上下の歯が噛み合っている場所が少なくなり、咀《そ》嚼《しゃく》機能が低くなって、胃腸に負担をかけてしまいます。噛み合わせが悪いために、唇を閉じるのが大変で、いつもお口が開き気味で口呼吸になってしまう人もいます。お口の中が乾燥しやすくなり、唾液が口腔内に行きわたらなくなり、虫歯や歯周病になりやすくなります。

また、噛み合わせが悪い人はカラダに歪みが出て、肩こりや頭痛などの不定愁訴を引き起こすこともあるといわれています。

ただし、噛み合わせの悪い人すべてに症状が出るわけではなく、噛み合わせを治したからといって症状がすべて治るということでもありません。

姿勢が悪くてカラダが歪み、噛み合わせも悪くなっていった、というパターンもあるでしょう。唇が閉じるのが大変なのも、よく噛む習慣がなく顎周辺の筋肉の低下を招いたことが一因かもしれません。

女性の場合、男性に比べて筋力がないため、カラダが歪みやすい傾向があります。すると噛み合わせも悪くなります。

日頃から背筋を伸ばした正しい姿勢を保つように心掛けることは、噛み合わせにとって大事です。時々、鏡に全身を映してチェックしてみてください。パソコンに向かう時間が長いと、どうしても猫背気味になり、それだけで老けた感じがします。スッと背筋を伸ばした正しい姿勢は、噛み合わせによいだけでなく、美しい印象につながります。

また、噛み合わせを治療してよく噛めるようになれば、顎周辺の筋肉が鍛えられて、リフトアップ効果も期待できます。よく噛むことで血行がよくなり、顔の皮膚にハリも出てくるなど、二次的な美容効果も見逃せません。

「一口30回噛みなさい」といわれていますが、よく噛むことで食べ過ぎを防げます。早食いでは、満腹になったという指令が脳から来る前に食べ過ぎてしまうのです。よく噛むことでダイエット効果が期待できます。右10回、左10回など左右均等に噛むようにすると、それだけで顔の歪みが少なくなります。

イキイキとした表情や美しい姿勢は、あなたをより魅力的にしてくれることでしょう。

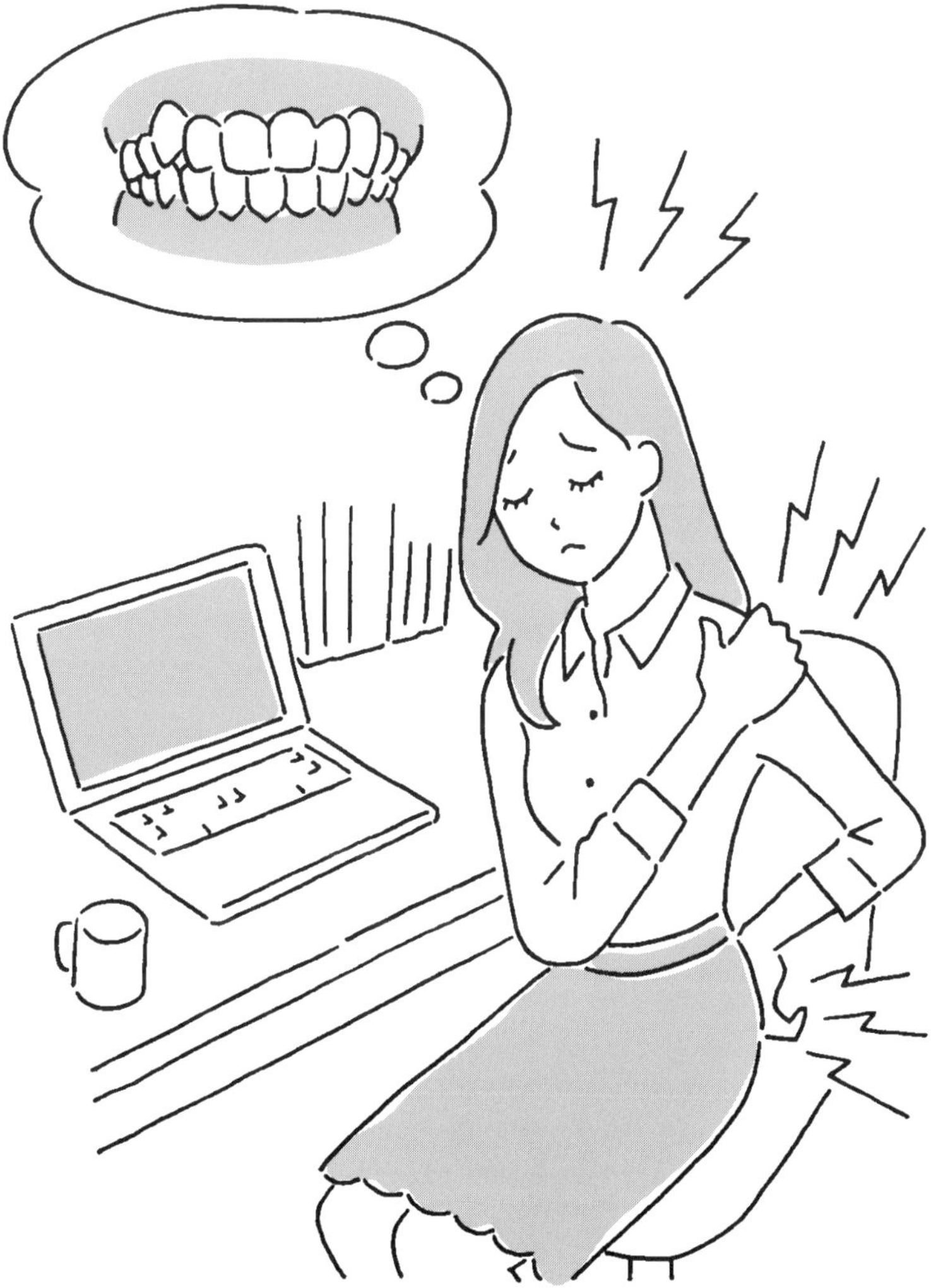

COLUMN

2 歯医者が苦手なあなたへ

大人になっても歯医者が苦手な方がいらっしゃいます。子どもの時の治療時の痛みやキーンという歯を削る音が怖かったことがトラウマになっているようです。昔に比べて歯科治療の機器は飛躍的に進歩していますし、リラックスして快適に治療が受けられる環境の歯科医院も多くなっています。当院でも、誰にでも好まれそうな柑橘系のアロマを弱めに焚いています。

一番大事なのは患者さんとの信頼関係です。当院では、初回からいきなり治療を始めるのではなく丁寧に説明し、希望をお聞きしたうえで治療を進めていきます。治療中は「大丈夫ですか？」と声掛けして不安を取り除き、少しずつ歯科治療に慣れていただくことで、トラウマの軽減と信頼関係が築けるよう努めています。

皆さんも近所の歯科医院のホームページで、その医院の考え方や雰囲気をチェックしてみてはいかがでしょうか？　よいと思った医院に、勇気を出して電話してみてください。

PART 3

放っておくと健康を害することに

銀歯はアマルガムとパラジウム合金、銀合金の3種類があります

現在、日本の歯科治療で使用されている銀歯には、アマルガムとパラジウム合金、銀合金があります。

アマルガムは歯科用水銀のことで、水銀と銀、銅、スズなどを混ぜ合わせたものです。水銀に銀や銅、スズなどの粉末を混ぜ合わせて作ります。

パラジウム合金は、金、銀、銅、パラジウム、亜鉛、インジウム、イリジウム、スズなどで作られています。

銀合金は、柔らかい金属で乳歯の治療に用いられることがあります。また、歯の土台にも使われますが、さびやすく歯茎が黒ずむ可能性もあります。

アマルガムは劣化しやすく、さびやすいので、数年で黒っぽく変色していきます。あなたのお口の中に銀歯があるとして、黒ずんだ銀歯ならばアマルガム、ピカピカ光っている銀歯ならパラジウム合金と考えてよいでしょう。また、歯

茎が黒ずんでいるのであれば、銀合金が使用されている可能性もあります。

どの歯科素材も、ガルバニー電流や電磁波過敏症のリスクがあることは同じですが、水銀が含まれているアマルガムは特に注意が必要です。

アマルガムはさびやすいと書きましたが、お口の中は空気や水分、食物などが入り、化学的な変化が起きやすいのです。

冷たいアルコールやジュース、温かい味噌汁やコーヒー、酢の物、甘いお菓子、チューインガム、タバコなどが、口腔内の環境を変化させます。こうした食物を口にするたびに水銀蒸気が発生し、肺に吸収され、血流にも取り込まれるという指摘もあります。

海外ではアマルガムから水蒸気が発生し、体内に取り込まれている可能性を主張する論文が数多く発表されています。アマルガムから出る水銀蒸気は微量には違いありませんが、長い年月をかけて体内に蓄積され、カラダの不調の原因になっている可能性を否定できません。

アマルガムは何が問題なの？

アマルガムが問題とされるのは、水銀が含まれているからです。

日本では水銀による水俣病の被害が広く知られています。チッソ工場の排水に含まれていた高濃度の水銀が水俣湾に広がり、そこに生息する魚介類が汚染され、その魚介類を食べていた人たちに、手足のしびれやふるえ、脱力、耳鳴り、難聴、言語障害などの症状が出て、死に至った人もいます。水銀による中枢神経障害です。

水俣病を引き起こしたのはメチル水銀という有機水銀です。メチル水銀には極めて強い毒性があります。

水銀には有機水銀のほかに、金属水銀と無機水銀があり、金属水銀や無機水銀は昔から暮らしの中で使われてきました。古代から辰砂《しんしゃ》という水銀を含む鉱物（硫化水銀）が、神社の鳥居や朱門などの塗料に利用され、奈良の大仏の金メッキ塗装にも使われたそうです。

現代でも金属水銀が蛍光灯や体温計、血圧計などに利用され、無機水銀が水銀電池や顔料、塗料、朱肉、殺菌剤などに使われてきました。

しかしながら、日本では水俣病の悲惨な被害が社会問題となり、世界に先駆けて水銀の使用削減努力がなされるようになりました。現在では体温計や血圧計は電子式が普及、国産の乾電池には水銀が使われていませんし、ボタン電池も水銀電池は1995年に生産が中止され、アルカリボタン電池などに微量の水銀が使われているだけです。

歯科用アマルガムに使われているのは金属水銀です。アマルガムから出る水銀蒸気や水銀イオンは微量ですが、長年の蓄積によって次のようなさまざまな症状が出る可能性があります。

・金属アレルギー
・アトピー性皮膚炎
・慢性疲労
・片頭痛
・めまい

・肩こり、首のこり
・腰痛
・不眠症
・不安感、イライラ
・口内炎
・胃腸障害
・しびれ
・視覚障害

病院に行っても原因がわからず、これらの症状がいつまでも消えないならば、もしかしたらアマルガムの銀歯が原因かもしれません。

ヨーロッパではアマルガムの使用は禁止

アマルガムのリスクを考慮して、スウェーデン、ノルウェー、オランダ、デンマークは輸入、製造、販売、使用が禁止となっています。イギリスでは妊婦への使用を禁止する勧告が出ています。ドイツではアマルガムの使用削減が奨励されています。

また、アメリカではアマルガムによる健康被害に対する訴訟が多数起きていることから、アマルガムの使用規制が行われている州や、アマルガムの危険性について患者に告知することを義務化している州もあります。

日本では法的規制はありませんが、より安心・安全な治療のためにアマルガムではなくパラジウム合金やセラミックが使用されるようになっています。1970年に国内で歯科用アマルガムに利用された水銀は5・2トンでしたが、1999年には0・7トンに減少。アマルガムを使用しないことが時代の流れとなっているのは、世界的に確かなことでしょう。

結婚前や妊娠前の女性は特に注意が必要です！

妊娠中の女性にとって喫煙や飲酒はよくない、ということは常識になっています。喫煙によって胎児の発育遅延が起き、流産、早産などの異常も増加。飲酒も、胎児の発育遅延や精神遅滞などの中枢神経障害を起こすリスクが高くなることがわかっています。

同様に、妊娠中の女性に注意を払っていただきたいのが、アマルガムに含まれる水銀による子どもへの影響です。

前項で述べたようにイギリスではアマルガムを妊婦に使用しないように勧告しています。海外のデータでは、アマルガムの詰め物の個数が多くなるほど母乳中の水銀量が増加するという結果が出ています。

低濃度の長期間の水銀蒸気による胎児への影響について、医学的な研究はまだ進んでいないようです。しかし、動物実験ではアマルガムを歯に詰めたヒツジの胎児に水銀が蓄積されたこと、胎児期に水銀蒸気を浴びたネズミやサルは、運動行動が損なわれ、神経障害が出たという結果が出ています。

もしお口にアマルガムの銀歯がある場合、理想的には結婚前、妊活する前に取り除いておけば安心でしょう。

なお、アマルガムを除去する方法は歯科医院によって異なります。いろいろな方法がありますので、アマルガムを除去したいと考えている人は、インターネットなどで調べてみてください。

ここまで銀歯、主にアマルガムのデメリットについて述べてきましたが、当時は、アマルガムには特に問題はないと考えられていました。扱いやすい歯科素材であり、値段も安価で治療が受けやすい、二次的な虫歯になりにくいというメリットもあります。

今のようにデメリットがいわれるようになったのは、時代の変化も大きく影響しています。よりよいものが開発され、生活が便利になるのはとても自然な流れです。昔は今のような電磁波はありませんでした。ある意味、時代の変化によって生じた事象なのだと思います。

3 妊娠中こそ歯科検診を！

妊娠中はつわりなどで歯磨きもおっくうになりがちです。歯ブラシをお口に入れるのも辛い妊婦さんもいらっしゃいます。

でも、PART1でも書きましたが、妊娠すると歯周病菌が増えやすく、歯周病にかかりやすくなります。歯周病が進むと早産のリスクが高まります。そして、妊娠中はお口の中の細菌を洗い流す唾液の分泌も減ってしまうので、虫歯にもなりやすいのです。

しかし、吐き気などつわりがひどい時に、ムリをすることはありません。歯磨き粉の味がダメなら、歯磨き粉なしでブラッシングするだけでOK。それも辛いなら、うがいだけでもいいのです。

ただし、つわりがおさまって安定期に入ったら、歯科医院で検診を受けてください。

十分なブラッシングができていないと、汚れが固まって歯石となってしまいます。でも、歯科医院で歯石を取るクリーニングをしてもらえば、歯周病の発

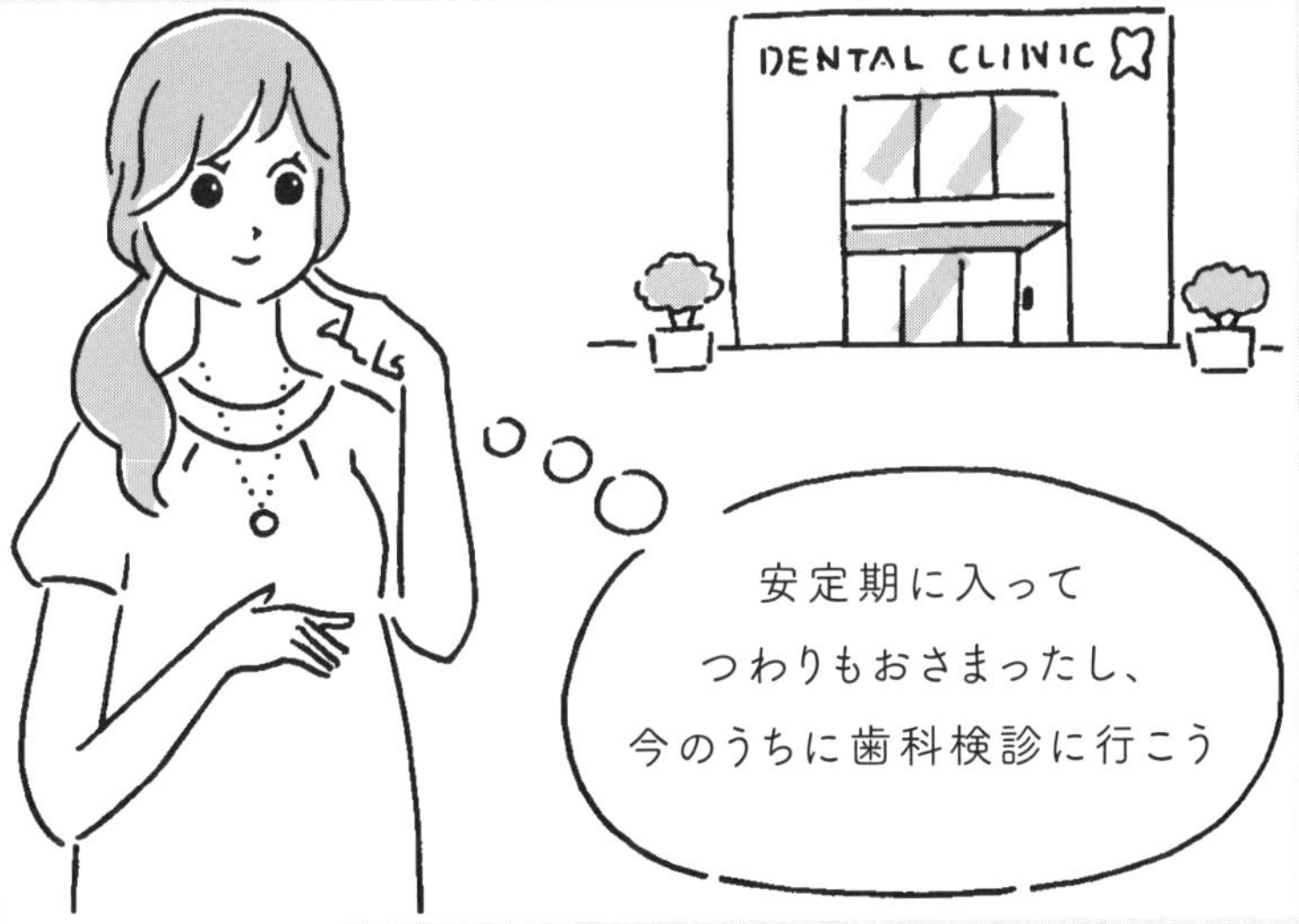
DENTAL CLINIC
安定期に入って
つわりもおさまったし、
今のうちに歯科検診に行こう

症を抑えることができます。

また、虫歯ができていたら、初期でもこの期間に治療してしまいましょう。

生後すぐの赤ちゃんに虫歯菌はいませんが、1歳半から2歳半までの間に感染しやすいことがわかっています。妊娠中に虫歯を治療しておけば、子どもに虫歯菌をうつしてしまうリスクが少なくなります。妊娠後期になってしまうと、お腹が大きくて治療用イスを倒した時に苦しくなったり、気分が悪くなったりすることがあります。

出産後に歯が痛くなると、乳飲み子を連れて通院しなければなりません。

妊婦さんこそ、検診で早めに虫歯や歯

周病を見つけて治療する必要があるのです。

妊婦さんにとって一番の心配は、レントゲン撮影による放射線の被爆でしょう。歯科医院でのレントゲン撮影は、歯を写すのみですし、鉛のエプロンをかけて撮影しますので、お腹の赤ちゃんが被爆する心配はまずありません。

最近は、妊産婦歯科検診を無料で行っている自治体が増えています。お住まいの市区町村ではどうなのか確認してみてください。もし無料でやっていなくても、これから生まれてくる赤ちゃんのためにも、ぜひかかりつけの歯科医院で検診を受けることをおすすめします。

そして、お腹の赤ちゃんは妊娠7週目から乳歯の芽ができ始め、4か月頃から硬くなる石灰化が始まっています。赤ちゃんが丈夫な歯になるよう、カルシウムが豊富なバランスのよい食事を心がけてくださいね。

PART 4

お口の中から健康になりましょう！

健全に食することは健康に生きることです

自分の歯で硬い物を噛めなくなれば、柔らかい物しか食べられなくなってしまいます。おせんべいをバリバリと音を立てて食べる、さきいかを噛みしめる、ナッツが入った焼菓子を食べる……そんな楽しみはなくなってしまうでしょう。さらに、肉を噛み切れない、タコやイカもダメ、ゴボウやレンコンも食べられない、煮豆もムリ、リンゴや梨もかじれない、となると栄養バランスが崩れてしまいます。

PART1でも述べましたが、硬い物を噛むには自分の歯が20本以上あることが必要です。20本以上の歯を残すことで、栄養バランスの取れた食事ができます。食事がきちんとできることが、健康を維持する前提となることはいうまでもありません。

よく噛むことで脳が活性化して認知症の予防になり、唾液が十分に分泌されるため虫歯や歯周病になりにくく、歯周病による誤嚥性肺炎や動脈硬化、骨粗鬆症などを防いでくれます。

歯が20本以上の人は、日常生活を制限されずに自立して生きていける可能性が高くなります。自由に行動でき、好きな物を食べられることは、日々の生活を充実させます。

若い世代にとって、自立した生活は当たり前のことで、ピンとこないかもしれません。失ってみて初めて、その大切さに気付かせられるのは、恋人の存在と同じかもしれませんね。そうならないように、若い時から自分の歯を失うことの危険性について知っておいていただきたいと思います。

何でも食べられ、自由に、健康に生きていくためには、歯を失わないこと。そのためには、**若い時から歯をケアすること**に尽きるのです！

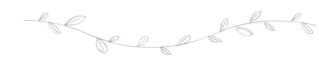

ライフスタイルに合った〝その人医療〟が健康寿命を長くします！

私は**〝その人医療〟**をコンセプトに診療を行っています。歯科医療を受ける〝その人〟のライフスタイルに沿って、診療を行っていきたいと考えているのです。おそらく皆さんは、この本を読むまで「歯医者に行ったら歯を削って詰め物をするだけ」と思っていたでしょう。それなのに、「ライフスタイルに沿った歯科診療って何？」と疑問に思われたのではないでしょうか。

私は20代の患者さんと50代の患者さんでは、優先すべき診療が自ずと異なってくると思います。歯科診療には、実はさまざまな選択肢があるからです。

例えば、皆さんは保険適用外の治療など、最初から「高くて、ムリ！」と思い込んでいませんか？　でも、保険でできることは限られています。

歯を削った後の詰め物を例にすると、ＰＡＲＴ２やＰＡＲＴ３で述べたように、カラダの不調を招くかもしれない歯科金属を使うよりも、保険適用外のセ

〝その人医療〟とはそれぞれのライフスタイルに沿った診療

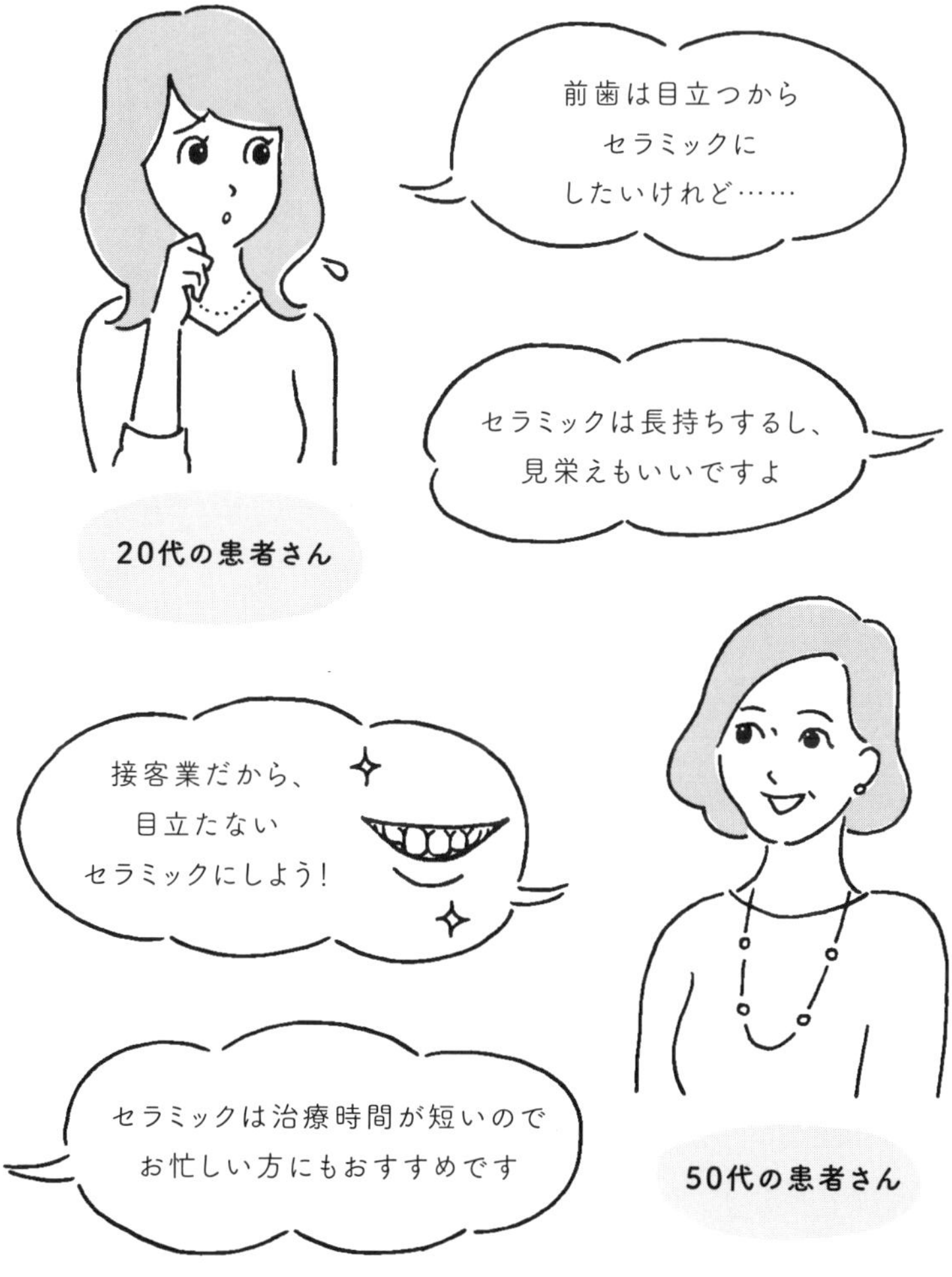
前歯は目立つから
セラミックに
したいけれど……
セラミックは長持ちするし、
見栄えもいいですよ
20代の患者さん
接客業だから、
目立たない
セラミックにしよう!
セラミックは治療時間が短いので
お忙しい方にもおすすめです
50代の患者さん

ラミックを使ったほうが安心できます。虫歯になりにくいというメリットもあり、長持ちするうえ見栄えも美しくなります。保険適用の治療で何度も歯科医院に通う可能性を考えれば、トータルで考えると保険適用外の治療がそんなに高いとは言えないのではないでしょうか。高齢になって歯がガタガタになってから大金を使うのではなく、若いうちにしっかり治療をしておいたほうがコストパフォーマンスは高くなると思います。

また、歯が抜けそうになると、誰でもインプラントにするのが流行のようになっています。もちろん、インプラントにするのが最適の場合もあるでしょう。しかし、インプラントにするよりも、自分の歯を残したほうがよい場合も多々あります。そのほかにも、〝その人〟の経済的事情も配慮しなければいけないのではないでしょうか。

また、虫歯になったり歯周病になったりするのは、〝その人〟ごとに理由が違います。単に歯磨きが面倒でやらないという人もいれば、共働きで歯を丁寧に磨く時間的余裕や精神的余裕のない人もいます。仕事が忙しかったり、お子さんが小さかったりして歯科医院に通院する時間が取れなくて、先延ばしにしているうちに症状が悪化した人も少なくありません。

〝その人〟それぞれの事情をできるだけ把握したうえで、歯磨きなど予防の大切さを強調したり、診療回数が少なくてすむ治療法を提案しています。

こうした「その人医療」を行うには、患者さんとのコミュニケーションが欠かせません。

当院の場合、治療計画決定後にカウンセリングを行っています。専門のカウンセラーが最低30分、長いと1~2時間かけます。費用は無料です。カウンセラーは歯科医師や歯科衛生士ではありません。というのも、歯科の専門教育を受けた者は、わかりやすく説明しようとしても、どうしても専門用語を使いがちです。ですので、歯科業界出身でないカウンセラーが、検査結果や現状、治療の選択肢とそれぞれのメリット、デメリットを、患者さんと同じ目線で丁寧に説明し、さらに患者さんのライフスタイルも聞き取るようにしています。

もちろん、私や担当医、歯科衛生士も患者さんとのコミュニケーションを図り、さらにスタッフ同士で情報を共有して、〝その人〟にとって最適な治療を探っていきます。

ライフスタイルに沿った診療を行うことで、患者さんが歯科医院に行くのがおっくうにならないでほしいと願っています。患者さんとコミュニケーションを取ることで予防の大切さを認識していただき、治療終了後も定期健診に通ってくださるようになれば、歯を失うリスクは飛躍的に少なくなります。自分の歯を20本以上残すことで、高齢になっても寝たきりにならず、自由に日常生活ができる健康寿命が延びるでしょう。一人でも多くの方に、人生の最期まで充実した生活を送っていただきたい、と心から願っています。

自分の歯を可能な限り生かした治療を心掛けています

自分の歯を可能な限り残すことは大変重要です。

例えば、ブリッジという治療法があります。失った歯の両隣の歯を柱にして橋を渡すように歯を装着する方法です。入れ歯のように取り外ししないで使用できる点がメリットですが、両隣の健康な歯の最上部の硬いエナメル質を削らなければいけません。人工歯冠と天然歯の境目にプラークが溜まりやすくなり、虫歯や歯周病にかかりやすくなるうえ、ブリッジを支える天然歯に負担がかかってしまいます。極端な言い方をすると、1本の虫歯のために2本の健康な歯をダメにしてしまうリスクがあります。

また、歯を抜いてしまうと、歯根膜もなくなります。歯根膜というのは、歯根と歯槽骨をつなぐ線維状の組織です。歯根膜には触覚、痛覚、温覚、圧覚などの感覚センサーとしての役割があります。噛みごたえを感じるのは歯根膜の

図６　ブリッジのしくみ

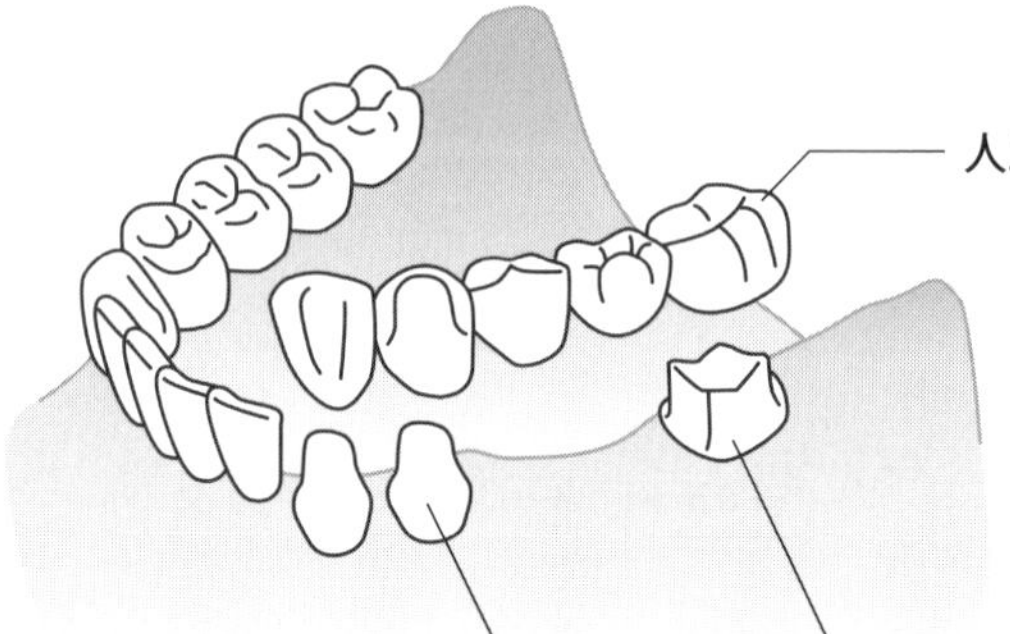

おかげなのです。そのほか、歯に伝わる咬合力を調整する機能もあります。噛んだ衝撃を和らげるクッション材のような役割も果たしているのです。したがって、歯根膜のないインプラントや入れ歯の場合、噛む力が加減できずに噛み合う歯や周囲の組織を傷めてしまうことがあります。

自分の歯をできるだけ残すという意味には、歯根膜を残すことが含まれます。歯根膜がないと、痛みに気付くのが遅れたり、細菌感染に対する抵抗力が弱くなったりして、虫歯や歯周病になりやすくなるのです。

そうした意味でも注目されているの

図7　歯の構造

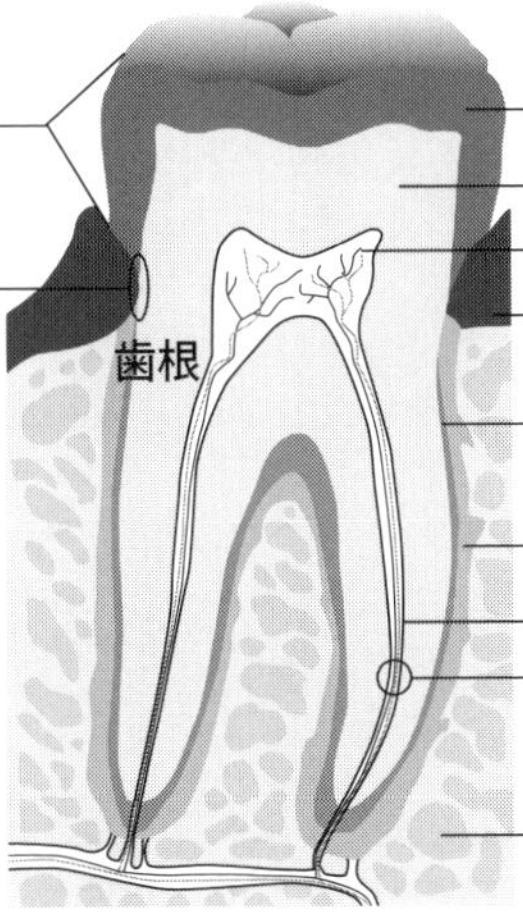

が、自分の歯の移植です。専門的には〝自家歯牙移植〟といいます。

歯根膜を残せず抜歯するしかない場合でも、眠っている親知らずや使っていない八重歯を抜いて歯根膜ごと移植するという方法です。自分の歯ですから、自分のカラダとの親和性があり、歯根膜など歯の機能を生かせます。昔から行われてきた方法ですが、最近は歯根膜の重要性が認識され、再び注目されてきています。

とはいえ、親知らずや八重歯の形態、移植先の骨幅などの条件が合わなければできません。骨粗鬆症や糖尿病などの方はムリです。そして、移植しても

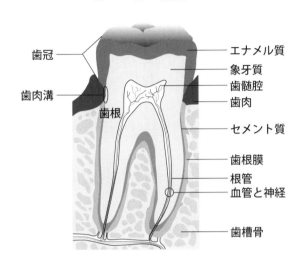

歯根膜が定着してくれない場合もあります。

成功すれば、噛み心地など元通りになり、長期にわたってもってくれるというメリットがありますが、予後が思わしくない場合もあるのが難点です。

ところで、最先端医療の一つに再生医療があります。歯科の分野でも歯の再生研究が行われています。今のところマウスを用いた実験動物レベルですが、東京理科大学のグループがマウスの歯の再生に成功しています。将来、再生された〝自分の歯〟を使えるようになると、歯科治療もかなり変わってくるでしょう。

セラミック治療は無害で長持ち

歯科金属によるさまざまなリスクを考えると、できるだけ**メタルフリー（金属を使わない治療）**を目指した方がよいと思います。そういった意味で、現在、推奨されているのが〝**セラミック治療**〟です。セラミックとは、無機質の素材を高温で焼成した非金属の物質を指します。

金属アレルギーの人も、セラミックであれば安心して使えます。PART2で説明したガルバニー電流が起きる心配もありません。カラダに優しい、安心・安全な歯科材料といえるでしょう。

機能的にも、強度があり、耐久性に優れています。金（ゴールド）の次に長持ちするといわれています。そして、金属より軽いので、噛み心地も自然です。また、治療後は隙間ができにくく、細菌も付きにくいので、虫歯や歯周病になりにくいというメリットがあります。

さらに、白く輝く素材なので審美性にも優れています。時間が経過しても変色しません。金属は時間がたつと腐食して歯茎や歯に色素沈着を起こす場合がありますが、セラミックは腐食しないので、そうした心配がないのです。健康が一番大事ですが、日々の生活の中では見た目も重要です。銀歯が見えるのを気にして、人前で笑えない、レストランなどでの会食も気が進まない、というのでは、人生がつまらなくなってしまうでしょう。そんな方にはセラミック治療をおすすめしたいと思います。

ただし、セラミック治療もオールマイティではありません。保険適用外なので金額が高くなります。また、強度があって耐久性に優れているのですが、衝撃に弱いという弱点があります。お茶碗などの陶器と同じですから、硬い物に当たると割れやすいのです。転んだり、スポーツで衝突したり、あるいは事故に遭った時などに破損してしまう恐れがあります。

セラミック治療も技術革新が進み、多くの症例でコンピュータによって歯科技工所に依頼せずに、歯科医院内で詰め物や人工歯冠の製造ができるようになってきました。そのために、当院でもヨーロッパの最新機器を導入しました。この最新機器を使うメリットは、治療時間の短縮と診療費のコストカットです。

従来は歯を削った後、詰め物や被せ物を作るために1回目は型取りをして、歯科技工所に依頼して製造してもらい、出来上がってきたら2回目に歯に装着するという流れで、時間がかかりました。型取りをした後、詰め物が出来上がってくるまで患者さんは仮詰め物をしていなければなりませんし、最低2回は通院が必要です。

働く女性が増え、歯科治療のために何度も仕事を休むことができない患者さんも大勢いらっしゃいますし、小さなお子さんを育てている女性も、なかなか時間が取りにくいでしょう。

それが、最新機器を使えば1日で終わらせることができます。最短で1時間で終えることも可能です。歯を削ってから詰め物をするまでの時間が短いため、削った部分の汚染のリスクが少なくなるというメリットもあります。

もちろん症例によっては使えないこともありますが、最新機器を使えば歯科技工所を経ずに詰め物を作成できるため、従来のセラミック治療よりも経費がかからず、診療費を抑えることができます。

最新機器による治療の流れは次のようになります。

1

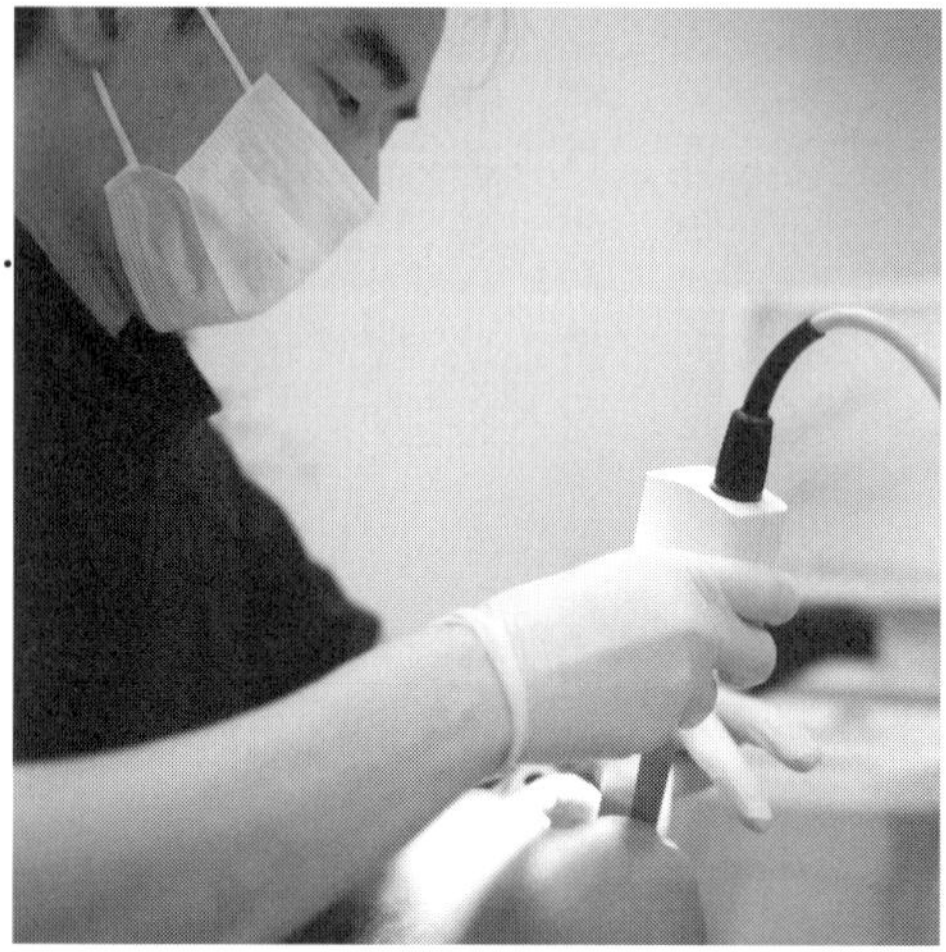

専用の3Dカメラで正確に歯型を撮影します

2

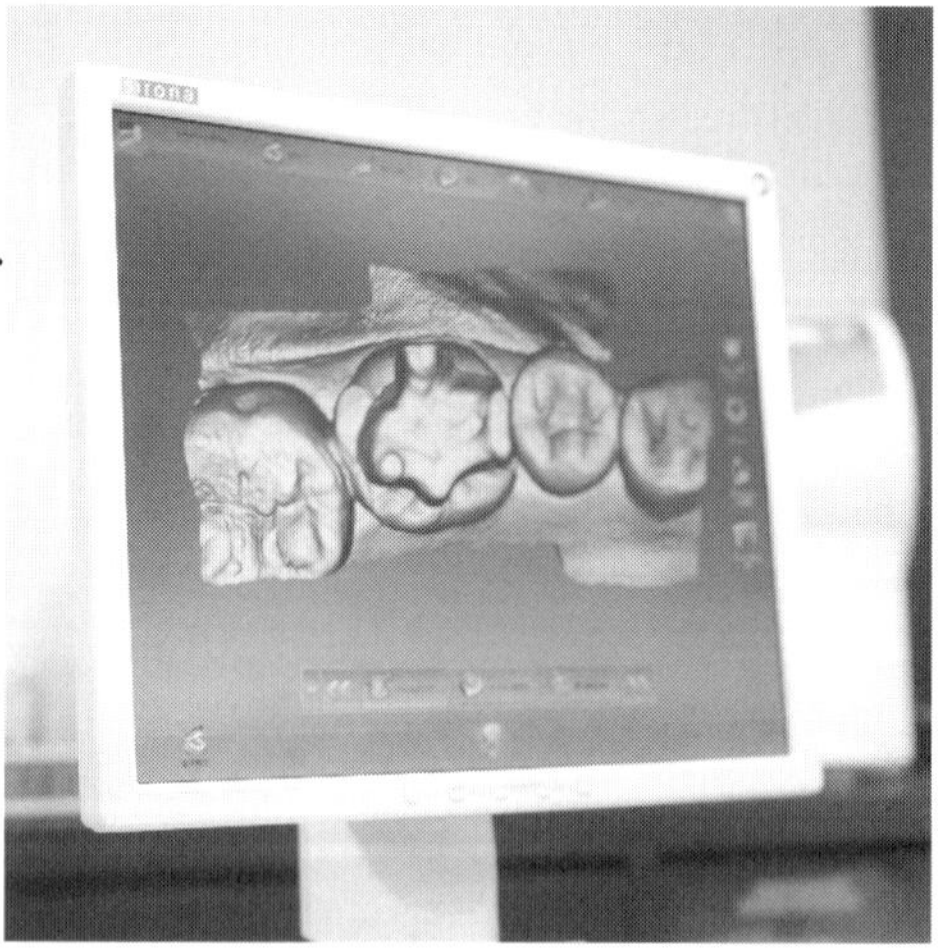

撮影データを基に、コンピュータで詰め物や被せ物の設計を行います

3

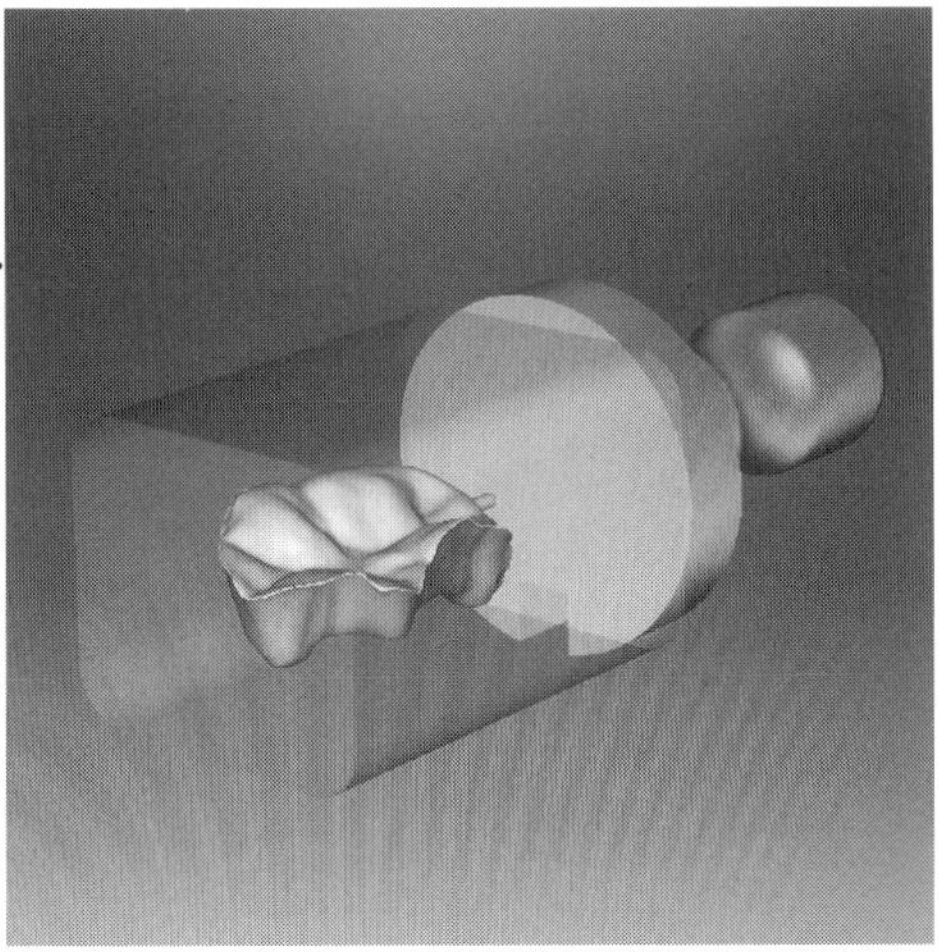

設計データをセラミックの削り出し機械に送り、セラミックの詰め物や被せ物を設計通りに正確に削り出します

4

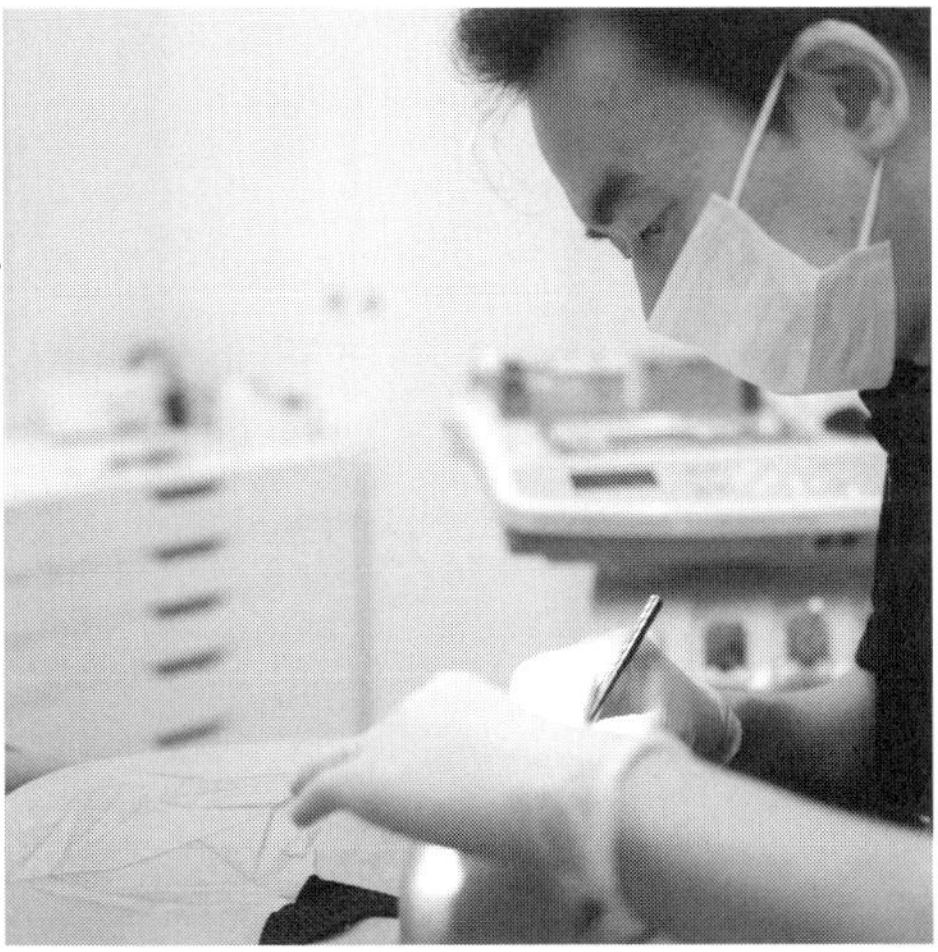

出来上がったセラミックの詰め物や被せ物を装着します

心身共に美しくなる歯科治療も行っています

1995年、今から約20年前になりますが、「芸能人は歯が命!」というテレビCMが一世を風靡しました。このCMがきっかけで美白歯磨きの市場が誕生したといわれています。

以来、歯の白さを求める女性が増えていったように思います。美容の世界では〝素肌美人〟がキャッチフレーズとなり、メイクで美人に見せるのではなく、カラダの内側から素肌そのものを美しくしようという考え方が支持されているとか。そうした流れの中で、歯の白さは美人の必須条件となったようです。

当院でも女性たちのニーズに応え、ホワイトニングを行っています。歯を白くすることで自信がもて、イキイキとした生活を送ることで、健康にもよい影響を与えるのではないかと思います。

同様にプチ矯正という方法もあります。歯並びを整えるのが矯正ですが、プチ矯正は前歯のみの矯正を行います。

患者さんのニーズも「目立つ前歯の歯並びを矯正したいけれど、時間もお金もかかるし……」「簡単に、早く、前歯だけできたらいいのに……」という声が多いのです。プチ矯正は6～10か月で、2年以上かかる全顎矯正に比べて極めて短期間にできます。費用も3分の1以下ですみます。奥歯は矯正による移動距離が長く、噛む頻度も多いので、どうしても痛みが出ますが、前歯は痛みを感じにくいというメリットもあります。

歯並びの悪さを気にして、あまりしゃべらなかったり、笑わなかったりすると、消極的なイメージを人に与えてしまうでしょう。プチ矯正によって気兼ねなく話したり笑ったりできれば、好感度アップは間違いありません。キレイな歯並びは、強力な女子力になるでしょう。

ホワイトニングやプチ矯正は保険適用外ですが、精神的なゆとりや美しさをもたらすのではないかと思います。患者さんは「鏡を見るのが楽しくなった」といいます。〝自分へのご褒美〟として、試してみるのも悪くないのではないでしょうか。

保険治療と自由診療治療を賢く使い分けましょう

このPARTで繰り返し述べていますが、私は〝その人医療〟を目指して診療しています。20代には20代の、50代には50代の、ライフプランに応じた歯科治療があると考えています。

そして、〝その人〟の経済的事情にも配慮しなければいけないことも前述した通りです。それでも特に若い世代に訴えたいのは、費用負担を嫌うあまり保険治療にこだわり過ぎると、長い目で見て必ずしもお得だとはいえないかもしれないということです。若い時にお金をかけて自分の歯が長持ちするような治療を行っておいたほうが、歯を失うリスクが低くなり、その後の人生で支払う医療費が少なくてすむ可能性が高いのです。

また、これから結婚、出産を控えている女性の場合、生まれてくる子どものことを考えて、費用が多少高くても安心・安全に配慮した治療を受けたほうがよいことはいうまでもありません。

保険治療でできることは限られています。どうしてそうなるのか、ここで少し詳しく医療保険の仕組みを紹介したいと思います。

医療保険は、私たち国民の生活の安心や安定を支える社会保障の一つです。国民皆保険で、国民一人ひとりが収入に応じてあらかじめ保険料を支払うことで、病気になったりケガをしたりした時に、いつでもどこでも病院に行って治療が受けられるよう、費用負担も最小限にしようと考えられたものです。

医療保険は、サラリーマンが加入する被用者保険(職域保険)と自営業者やサラリーマンOBなどが入る国民健康保険(地域保険)に分かれています。財源は、被用者保険は保険料のほかに雇用者(会社)と国からのお金があります。国民健康保険は保険料のほかに国からのお金が収入となります。

いずれも基本的には、かかった診療費の3割を患者が医療機関の窓口で支払い、残りの7割は保険から支払われているのです。

PART1で述べましたが、国民皆保険制度が発足した1961年以前の日本は貧しく、自由診療で高額な医療を受けるのが難しい人がほとんどだったのです。そんな時代に導入された医療保険のシステムは、国民の健康維持や寿命を延ばすことに大きな貢献をしたことは疑いようがありません。そして、高度成長期を迎えて国の財政も豊かになり、国民の所得も増えていったので、医療保険のシステムはうまく回っていたのです。

しかし、国民の生活が豊かになり、医療技術も発達し、医療に対するニーズは多様化、高度化しています。保険適用外の治療法が増えているのです。

さらに、保険料を支払う国民の高齢化が急速に進みつつあり、国の財政も悪化の一途をたどっています。医療財政は苦しい状況になっているのです。となると、今後は今まで保険適用であった診療も、保険適用外になることも予想されます。

このような背景もあり、自分にとってどんな治療が必要なのかを、医師や歯科医師とよく相談して決めることが、大変重要な時代になっているのです。

歯科治療は保険治療だけと思い込まず、保険治療と自由診療治療を上手に組み合わせるなど、おサイフの許す範囲の中で自分にとって最適の治療を受けるようにしていただければと思います。

ここで一例を挙げて、保険治療と自由診療治療の比較をしてみましょう。

表1　保険治療と自由診療の比較

【症例】

前歯1本、右下と左下の大臼歯各1本の合計3本。前歯は削って被せ物、大臼歯は1本が詰め物、もう1本が被せ物。

【治療法】

❶ 銀歯（パラジウム合金）

メリット

- 保険が適用され、費用が安い
- 金属なので割れない

デメリット

- 金属アレルギーの原因になったり、ガルバニー電流が起きるリスクがある
- 天然歯よりも硬いので、噛み合わせの反対側の天然歯を傷めてしまう
- 天然歯は削れ、金属は削れないので段差ができて、虫歯になりやすい
- 見た目が悪い

費用（大まかな総額）

前歯1本約1万円、大臼歯の被せ物約6000円、詰め物約3000円

❷ セラミック

メリット

- カラダに無害
- 歯の表層のエナメル質と同硬度なので、噛み合わせの反対側の天然歯を傷めない
- 噛みごたえがよい
- 虫歯になりにくい
- 長持ちする
- 色がきれいで審美性に優れている

デメリット

- 保険適用外なので費用が高額になる
- 衝撃に弱く、割れることがある

費用（大まかな総額）

前歯12万円、奥歯の被せ物10万円、奥歯の詰め物３万円

【治療の組み合わせ】

1	3本共銀歯で保険治療　約1万9000円
2	前歯はセラミックで自由診療治療、奥歯の大臼歯２本は銀歯で保険治療　約12万9000円
3	前歯と奥歯の被せ物がセラミックで自由診療治療、奥歯の詰め物が銀歯で保険治療　約22万3000円
4	3本共セラミックで自由診療治療　約25万円

※費用は標準的なもので、歯の状態や歯科医院によって異なります。

例えば、子どもが大学進学を迎え、住宅ローンの支払いもあるうえ、親の介護費用もかかるなど出費が重なる時期で、歯の治療に10万円も20万円も出す余裕がない場合など、1の保険治療を選ぶことになるでしょう。

一番ニーズがあるのが、見た目が気になる前歯はセラミックにして、奥歯は保険適用の銀歯にという2のケースです。また、人によっては奥歯の被せ物も目立つのでセラミックに、という3の場合もあります。ただし、2や3は銀歯も入るので、金属アレルギーなどのリスクが残ります。

4のすべてセラミックにすれば、安心・安全を得られますが、一時的な出費がかさみます。

こうした違いを知ったうえで、自分のライフプランの中でどう考えるのかだと思います。20万円を超える金額は、決して安いものではありません。ただ、ブランドのバッグやお洋服を買ったり海外旅行に行ったりするよりも、将来の自分の健康のための投資と考えれば、銀歯ゼロ・メタルフリーのセラミック治療を選ぶのは、有意義なお金の使い方だといえるのではないでしょうか。

COLUMN

4

「医療費2025年問題」をご存じですか？

公的医療保険では、75歳からは後期高齢者医療制度に入ることになります。2025年になると人口の多い団塊の世代（1947年〜1949年生まれ）が全員75歳以上になります。

高齢になるに従い医療費は増大。2014年の国民1人当たりの年間医療費が約31万円なのに対し、後期高齢者は約3倍の約93万円となっています。1985年には4・1兆円だった後期高齢者の医療費は、高齢化が進んだ2008年には11・4兆円になり、厚生労働省の試算では2025年には24・1兆円にまで膨らむ見通しです。

財政面からは保険料の値上げ、自己負担割合の引き上げ、保険対象範囲の縮小が検討され、長期的には生活習慣病の予防や定期健診などによる病気の早期発見・早期治療を徹底することで医療費を抑えようとしています。

PART

5

カラダに溜まった金属をデトックス

銀歯や食品、大気などから体内に入った金属をデトックスしましょう

　銀歯が入ったままだと、微量ではありますが、少しずつ体内に金属が蓄積されてしまう可能性が高いことはすでにご説明しました。

　そのほか、現代社会で生きる私たちは、石炭や石油などの化石燃料を大量に消費する生活をしています。化石燃料には鉛やアルミニウム、カドニウムなどの金属が不純物として含まれていて、燃焼する時にこれらの金属による大気汚染が起きます。大気中の金属は雨によって地中や海に流れ、農作物や魚介類の体内に蓄積されていきます。ですから、私たちは空気を吸うことや食べ物を食べることでも、金属を体内に取り込んでいるのです。生きていれば金属が蓄積されてしまうのは仕方ない時代になってしまった、といえるでしょう。

　銀歯をはずせば体内の金属の蓄積を減らせるので、ぜひ、銀歯ゼロを目指していただきたいのですが、知らないうちに空気や食品から取り込んでしまう金

属については、デトックスで体外に排出することを心掛けたいものです。

ちなみに、日本人は魚をよく食べますが、マグロなど大型魚は食物連鎖の法則で多くの重金属が含まれているそうです。

銀歯が残っている方、銀歯をはずした方も、今までに蓄積された金属が体内に残っている可能性が高いので、いずれの場合も積極的にデトックスしましょう。特に結婚前、妊娠前の女性は、将来生まれてくるかもしれない赤ちゃんのために、デトックスして健康なカラダになっていただければと思います。

次項では、具体的なデトックスの方法を紹介しましょう。積極的に行うことで、金属など毒素の排出が進むと、肌荒れが改善するなど二次的効果も得られます。デトックスで安心と美肌を手に入れましょう！

食べて、飲んでデトックス！

人間のカラダには代謝機能が備わっていて、便や尿、汗、毛髪などから不要物を排出できるようになっています。体内の毒素の90％以上が便と尿から排出されるといわれていますから、便通をよくすること、利尿作用のある食品を摂ることが大事です。

腸内環境を整える食品としては、乳酸菌やビフィズス菌を含むヨーグルトが挙げられます。そのほか、漬物やキムチなどの発酵食品にも乳酸菌が生息しているのでおすすめです。

便通促進作用があるのは、キノコ類や海藻類、根菜類、寒天、こんにゃくなどの食物繊維の豊富な食品です。

利尿作用のあるお茶としては、ハト麦茶、マテ茶、ルイボスティー、ゴボウ茶、黒豆茶、麦茶など挙げられます。腎臓など内臓に負担をかけないよう、温かいお茶で飲むほうがよいそうです。

医療機関でのキレーション治療もあります

水銀が含まれているアマルガムの銀歯をはずした方は、医師によるキレーション治療を受けると安心かもしれません。

キレーション治療とは、ＥＤＴＡというアミノ酸をビタミンやミネラルと共に点滴する治療で、重金属の体外への排出を促進します。ＥＤＴＡが金属イオンをキール（カニのハサミ）のようにつかみとって結合することから、「キレーション」と命名されたといわれています。１９４０年代からアメリカで鉛中毒患者の治療として始まり、１９７０年代にはキレーション治療の学会が発足して、安全で効果的な治療法が確立されたそうです。

キレーション治療に十分な知識をもった医師のいる医療機関での受診をおすすめします。

キレーション治療の流れは次のようになります。

図8　キレーションのしくみ

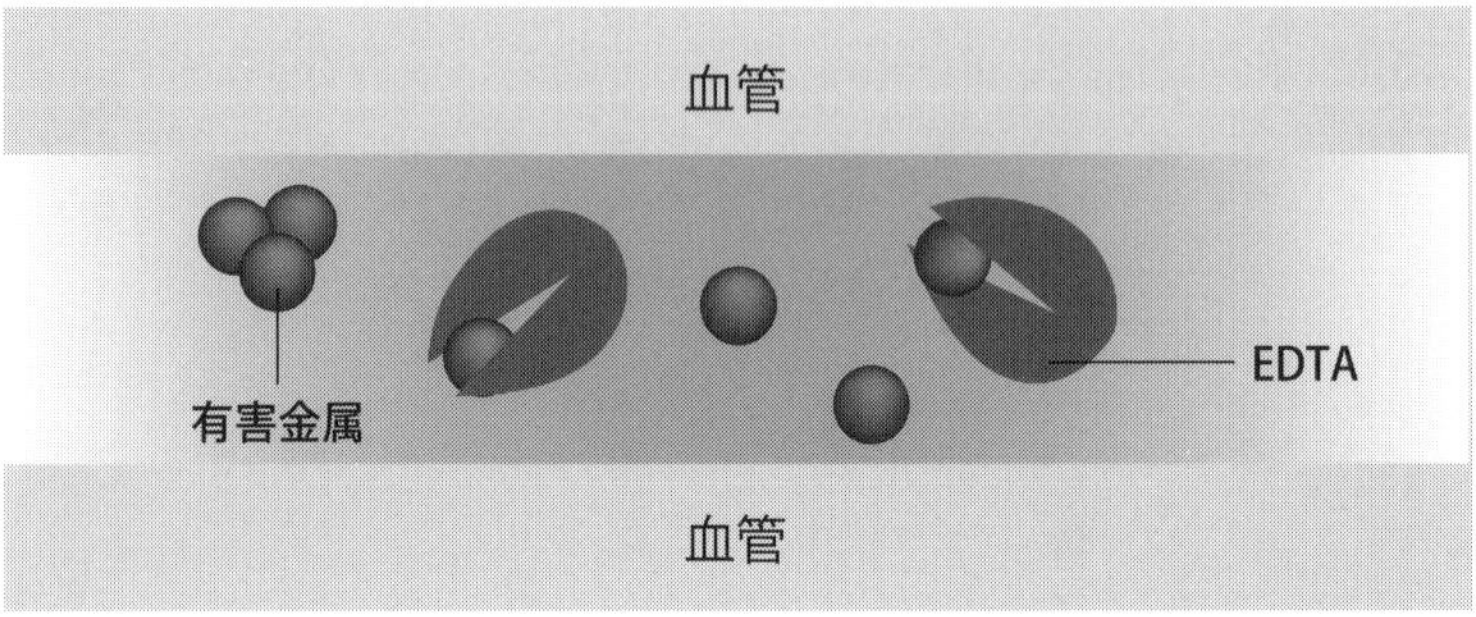

出典：日本キレーション治療普及協会

①検査

・血液検査など全身の検査を行う

②治療方針の検討

・1時間～3時間かけてゆっくり点滴を行う（半年で合計20回）

③検査

・治療前と治療後の検査結果を比較する

④維持療法

・定期的に検査を行い、生活習慣の改善などを継続

体内に金属など有害物質が入らないように気を付けましょう

体内に蓄積された金属など有害物質をデトックスすることは大切ですが、できるだけ有害物質が体内に入らないように気を付けることも重要です。

新たに虫歯になってしまった場合、できれば歯科金属を使わずセラミックを選んでいただければ安心です。

水銀に関しては、自然界にある水銀が雨などで海に流れ込み、食物連鎖によって大型魚や深海魚に多く蓄積されています。このため2005年に厚生労働省が妊婦に対し、メチル水銀が含まれている魚を食べることで胎児に影響を与える可能性があるとして、食べ方の注意を出しています。

1回80g食べるという前提で、金目鯛、メカジキ、本マグロ、バチマグロなどは週1回に、マカジキ、インドマグロなどは週2回までに、と呼びかけています。厚生労働省は妊婦以外の大人や子どもには影響を与えないとしていますが、やはり好きだからとたくさん食べるのは控えたほうが安心でしょう。

一般的な魚については、養殖魚には抗生物質などが使われているのでできるだけ天然魚を、野菜についても残留農薬の心配のない有機栽培のものを選んだほうが無難かもしれません。加工食品も表示を見てできるだけ添加物の少ないものを選ぶだけで、添加物の摂取量を減らせるでしょう。

とはいえ、毎日の食事をすべて天然魚、有機野菜で作るわけにもいきません。会社勤めであれば昼食は外食になります。そんな中で活用したいのが「トレーサビリティ」です。食品の安全を確保するために、素材や飼育から加工・製造・流通などの過程を明確にすることをトレーサビリティといいます。牛や養殖魚など個体番号のついたものもあります。どんなエサを食べたのかも追跡できるようになっているのです。

食品を売る店でも料理を出す店でも、素材の出処を明示して、栽培法や飼育法について情報を開示している素材を扱っている店を選ぶとよいでしょう。気になる有害物質についてネットなどでチェックすることができますし、安全について注意を払っている店として信頼できるのではないかと思います。

そのほか、水も重要です。水道水には殺菌のために塩素が入っていますが、塩素によってトリハロメタンという発がん性が指摘される有害物質が生成されることが問題になっています。

では、ミネラルウォーターはどうかというと、水道水は飲料水として水道法によって水質基準が厳しく決められていますが、ミネラルウォーターは嗜好品ということで食品衛生法での基準になり、水道水よりも安全基準のハードルが低いのです。したがって、浄水器を付けるのが理想でしょう。

このように、自分の口に入れるものについて少し関心を持つだけで、体内に蓄積される有害物質を減らせます。1年365日食事をしない日はありません。減らせる量が微量であっても、毎日の積み重ねが長年の間には大きな差となるでしょう。今の生活の中でムリなくできることから始めてみてください。

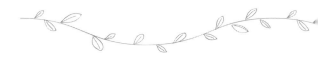

お口の中を清潔に保つ習慣で健康になりましょう

デドックスした後は健康の維持を心掛けましょう。そのためには、まず、**お口の中を清潔にすること**です。

お口の中には細菌がたくさんいます。大人の口の中には300～700種類の細菌がいるとされ、歯をよく磨く人で1000から2000億個、あまり歯を磨かない人は4000～6000億個の細菌が生息しているのです。

お口の中の細菌は唾液によって洗い流されますが、唾液が少なくなるとお口に残ってしまいます。睡眠中は唾液の分泌が抑えられているので、朝の起床時にはお口の細菌数はマックスになっているのです。細菌が多いため、生理的口臭の一つ「起床時口臭」が発生します。

ですから、朝起きたら、まず歯磨きをするのが理想です。簡単にササッとでかまいません。朝の忙しい時間に歯磨きがムリならうがいでもＯＫ。液体洗口

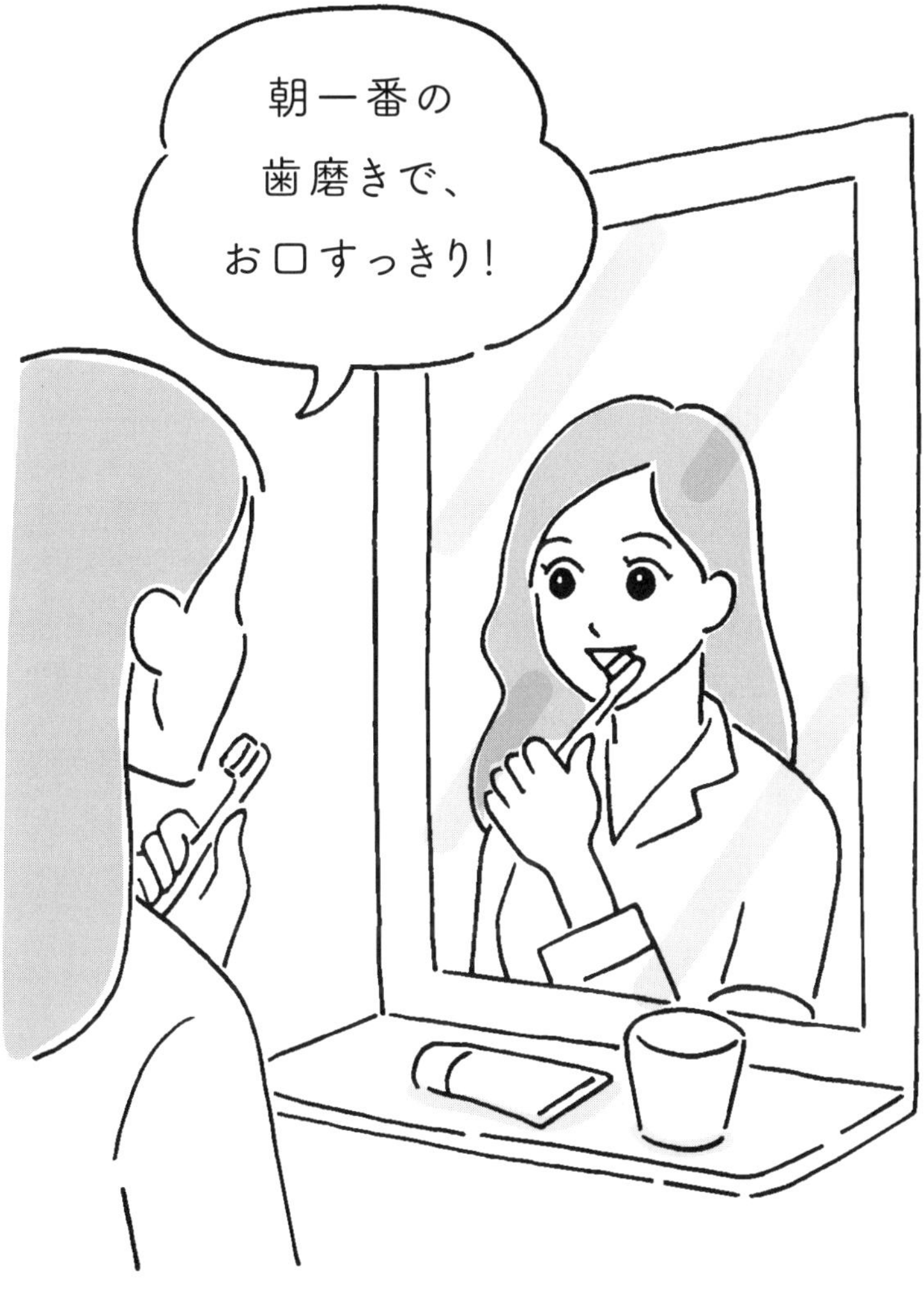
朝一番の
歯磨きで、
お口すっきり！

剤を使ってもよいでしょう。ネバネバした口の中がサッパリとして、爽やかに1日を始められるので、ぜひ習慣にしてみてください。

もちろん、食事の後にも歯磨きをしましょう。健康のためというより、口臭予防のために熱心に歯を磨く女性が増えているようです。最近は、OLの人たちがランチの後、オフィスの洗面所で一斉に歯磨きをしているとか。営業職の女性など駅ビルのトイレで携帯用歯ブラシを使ってせっせと磨いているそうです。20~30年前には考えられなかった光景で、歯科医師としてはとてもうれしいことです。

とはいえ、食後3回とも磨けない環境の方も大勢いらっしゃるでしょう。そういう場合は、夜寝る前、あるいはお風呂に入った時などに、1日1回は時間をかけてしっかりと磨いていただきたいのです。起床後の歯磨きかうがい、就寝前のしっかり歯磨き、最低限のお口のケアとして、この2つだけは実行していただきたいと思います。

口臭対策では、舌磨きも効果的です。舌の表面には舌苔《ぜったい》という白っぽいものが付着しています。これは細菌の塊です。ただし、通常の歯ブラシで歯磨きのついでにゴシゴシやっては、舌を傷つけてしまうのでNG。柔らかい毛先の専用ブラシを使うか、お湯を含ませたガーゼを手に巻いてなでる方法がおすすめです。

口腔内が乾燥すると唾液の分泌が減って、お口の中の細菌も舌苔も増えてしまいます。寝ている時にお口を開けていると乾燥してしまうので、マスクをして寝るのもよいでしょう。

昼間は唾液の分泌を促すために、ガム（もちろん、シュガーレスのガムです）を噛むのもおすすめです。噛むことで脳も活性化します。移動中の電車やバスの中、休憩時間など、適当なシーンで取り入れてみてください。

歯医者が教える「歯磨きの仕方」

テレビCMなどでは「歯ブラシを歯と歯茎の際に斜め45度の角度にしてブラッシングしましょう」とすすめています。理論的にはまったくその通りなのですが、日本人の場合は歯茎が薄く、斜め45度でゴシゴシ磨くと歯茎が下がってしまうリスクがあります。ですから、私は斜め45度ではなく垂直を推奨しています。

ブラッシングの仕方はいろいろありますが、基本は小刻みに横に動かします。1本の歯に10ストローク程度。柔らかい歯ブラシで歯と歯茎の際をマッサージする感覚で磨いてください。

歯間はローリングで掻き出すようにブラッシング。前歯の裏側は上下ともかかと磨きをすると、磨き残しがなくなります。そして奥歯の裏側など歯ブラシが届にくい場所には、部分磨き用の小さ目の歯ブラシを併用すると理想的です。

そして、1日1回でいいのでフロスを使って、歯ブラシでは取り除けない歯

歯磨きの仕方

1

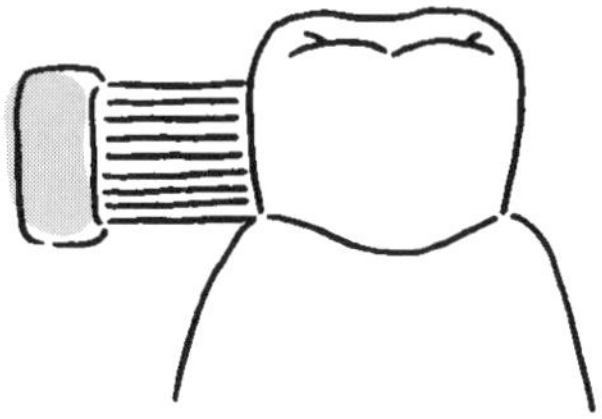

歯ブラシを歯と歯茎の際に
垂直に当てる

2

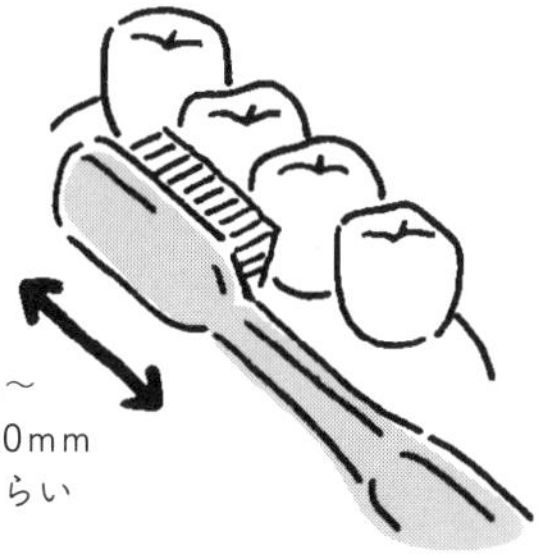

歯ブラシを小刻みに横に
動かし、歯と歯茎の際を磨く

3

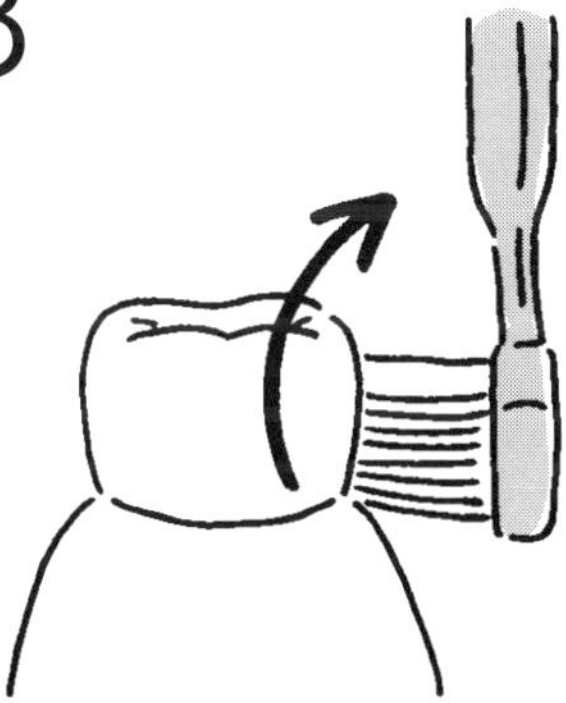

歯間はローリングで
掻き出すようにブラッシング

4

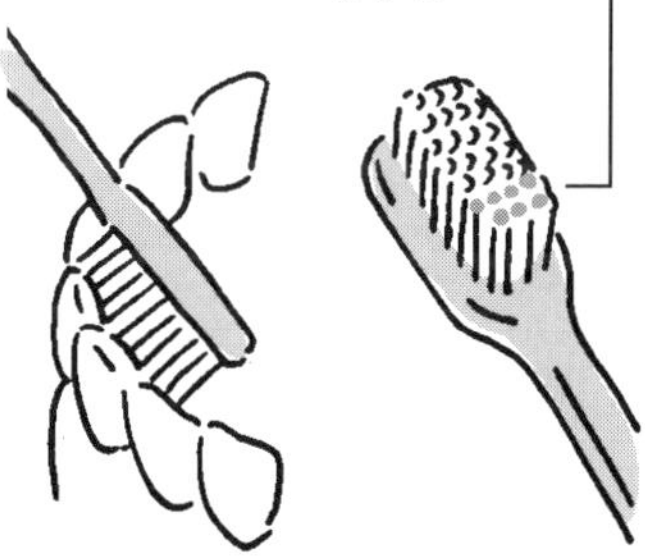

前歯の裏側は上下とも
かかと磨きをする

間の食べカスなどを取っていただきたいと思います。

フロスの使い方は20～30㎝のフロスを中指に巻いて、しっかり持ち、歯間に入れてゴシゴシやってから上に引き抜くのが基本です。ただし、治療した歯はひっかかりやすい場合もあります。ムリに引っ張って被せ物が取れる、という笑えない悲劇が起こることもけっこうあります。それでは本末転倒なので、そういう場合には、横に引き抜くようおすすめしています。

日本ではフロスを使う習慣があまり定着していませんが、子どもの頃から習慣付けたほうがいいと思います。「歯と歯の間が空いてしまうのでは？」と心配するお母さんもいらっしゃいますが、そんなことはありません。歯間から虫歯になる場合が多いので、ぜひ、フロスを使ってください。

歯間を磨く道具としてはフロスのほかに歯間ブラシや糸ようじがあります。歯茎が下がってくる中高年の方は、糸ようじをムリに入れようとすると傷つけてしまうことがあるので歯間ブラシがおすすめです。若い方は糸ようじで大丈夫です。ただし、いずれも価格が高めなので、フロスを使うのが一番経済的だと思います。

フロスの使い方

1

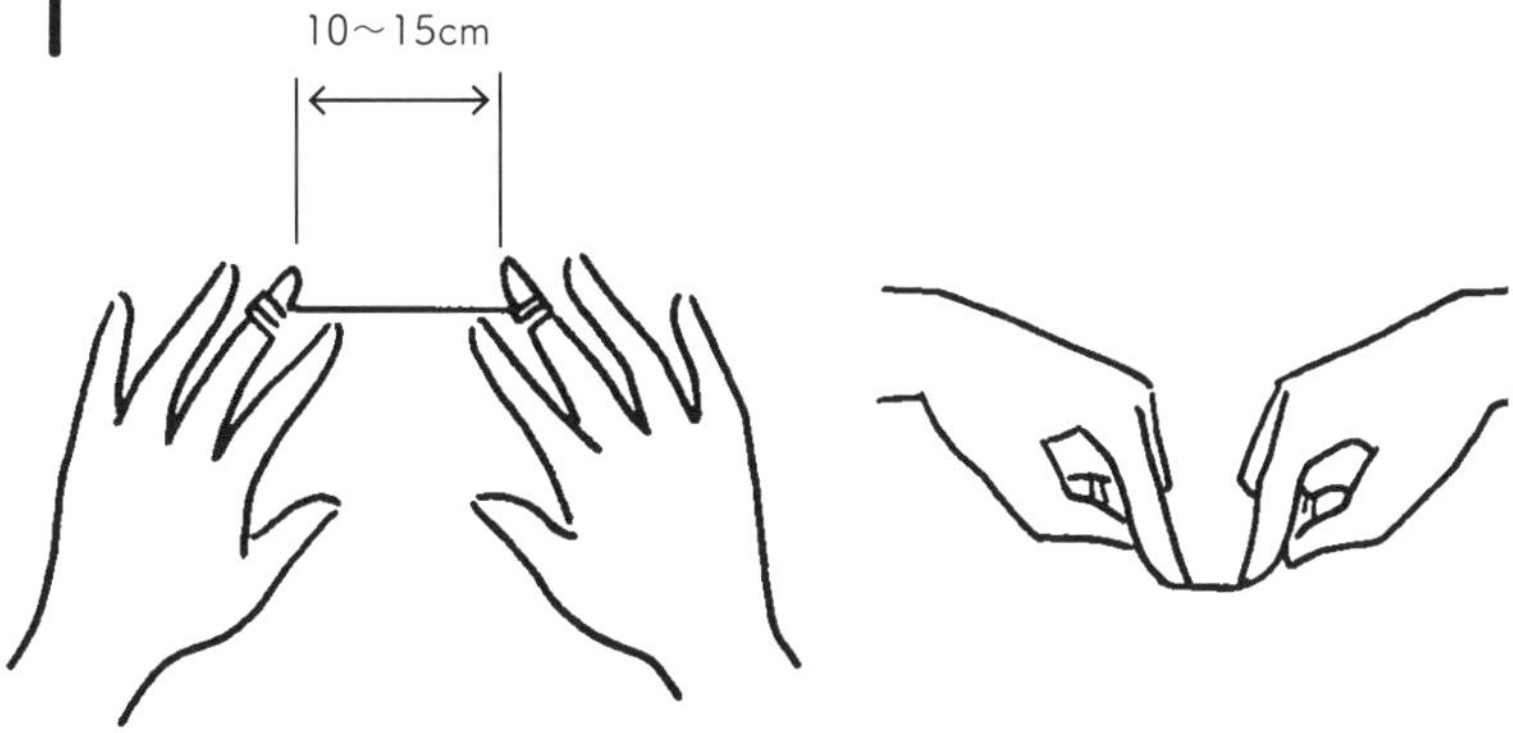

20 〜 30cmのフロスを中指に巻いて、ピンと張った状態で持つ

2

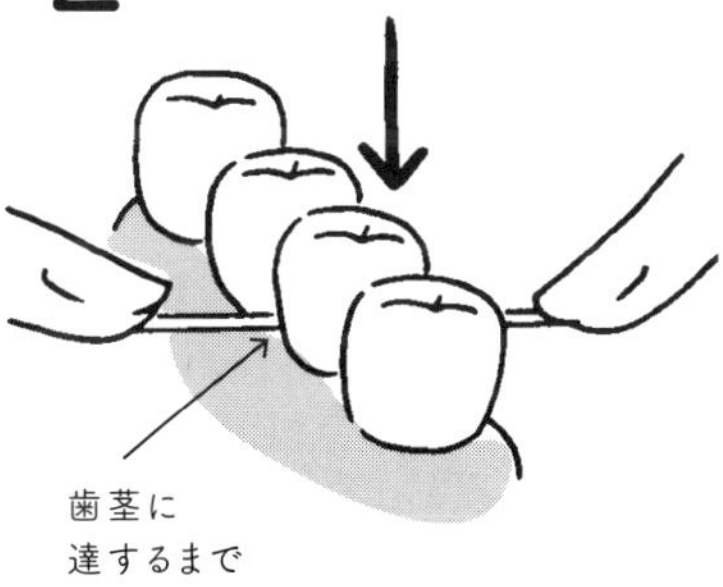

歯の表面に沿わせて
前後に動かしながら、
歯茎に達するまで入れる

3

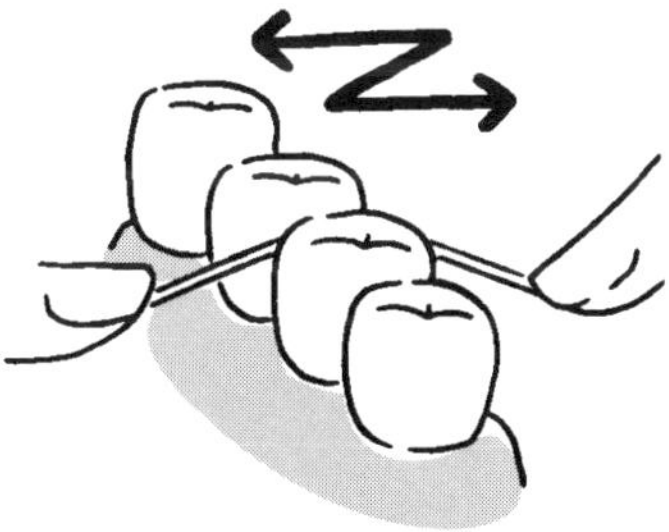

上下にゆっくり
数回スライドさせる

COLUMN

5

歯を磨くツール

歯を磨くツールとしては歯ブラシ、歯間ブラシ、デンタルフロスが定番ですが、そのほかに電動歯ブラシやウォーターピックなどもあります。ウォーターピックというのは「水のつまようじ」という意味で、ジェット水流で食べカスや歯垢を取る口腔洗浄器のこと。タンクの据え置き型やコードレスの携帯型があります。

電動歯ブラシもウォーターピックも歯磨き効果はありますので、使い心地がよければ使ってみてもよいでしょう。

要は、気持ちよく歯を磨ければ道具は何でもOK。気に入ったもので毎日磨くことで、お口の健康を維持することが大事なのです!

PART 6

銀歯をはずして不快な症状が改善

セラミック治療症例集

当院でも銀歯を取り、安心・安全なセラミックに変える治療を行っています。その結果、患者さんのほとんどが体調がよくなっています。

ここでいくつかの症例を紹介しようと思います。

患者さんのカラダの不調の原因が銀歯であると医学的に特定することはできませんが、さまざまな複合的な原因の一つであった可能性は高いと思います。何より、患者さんの不調が改善されたことは、歯科医師としてとてもうれしいことです。

症例 1
30代・女性

セラミックに変えて安心。歯の色を気にせずに笑えるようになった！

当院の歯科医師が担当した症例です。

OLさんで、当院のホームページを見て来院されました。ネックレスでかぶれることがあり、検査はしていないのですが「金属アレルギーかもしれない」と思っていたそうです。ネットで金属アレルギーの原因が銀歯かもしれないという記事があり、さまざまな病気を誘発する可能性もあると書いてあったので不安になったと、いうことでした。

安全なセラミックに変えれば安心できるし、見た目にも白く輝く歯になるのは魅力的だと感じたそうです。

セラミックにしてからは「今までは銀歯が気になり、人前で心から笑えませんでしたが、今は歯の色を気にせず笑えるようになりました！」と言われ、担当の歯科医師もやり甲斐を感じたそうです。

症例

2

40代・女性

8本の銀歯を白いセラミックに変えて美しい口元に。さらにホワイトニングにもチャレンジ！

ウォーキング講師をしている40代の患者さんです。人前で話すお仕事なので、銀歯が気になっていたそうです。カウンセリングを受けて、8本ある銀歯をはずそうと決意されました。

7本をセラミックに変え、左上の親知らずだけレジン（歯科用プラスチック）に。口を開けた時に見える歯はすべて白くなり、かなり印象が変わりました。ご本人も「大きな口を開ける時も気にならなくなりました」とおっしゃっていて、お仕事も今まで以上に意欲的に取り組まれているそうです。

歯によって印象が変わることを実感され、天然歯のホワイトニングにもチャレンジ。白く輝くような美しい口元を維持され、若々しくハツラツとされていて、充実した生活ぶりがうかがえます。銀歯をはずしたことが心身のアンチエイジングにつながり、人生が豊かになるのは、本当に素敵なことだと思います。

初診時のレントゲン

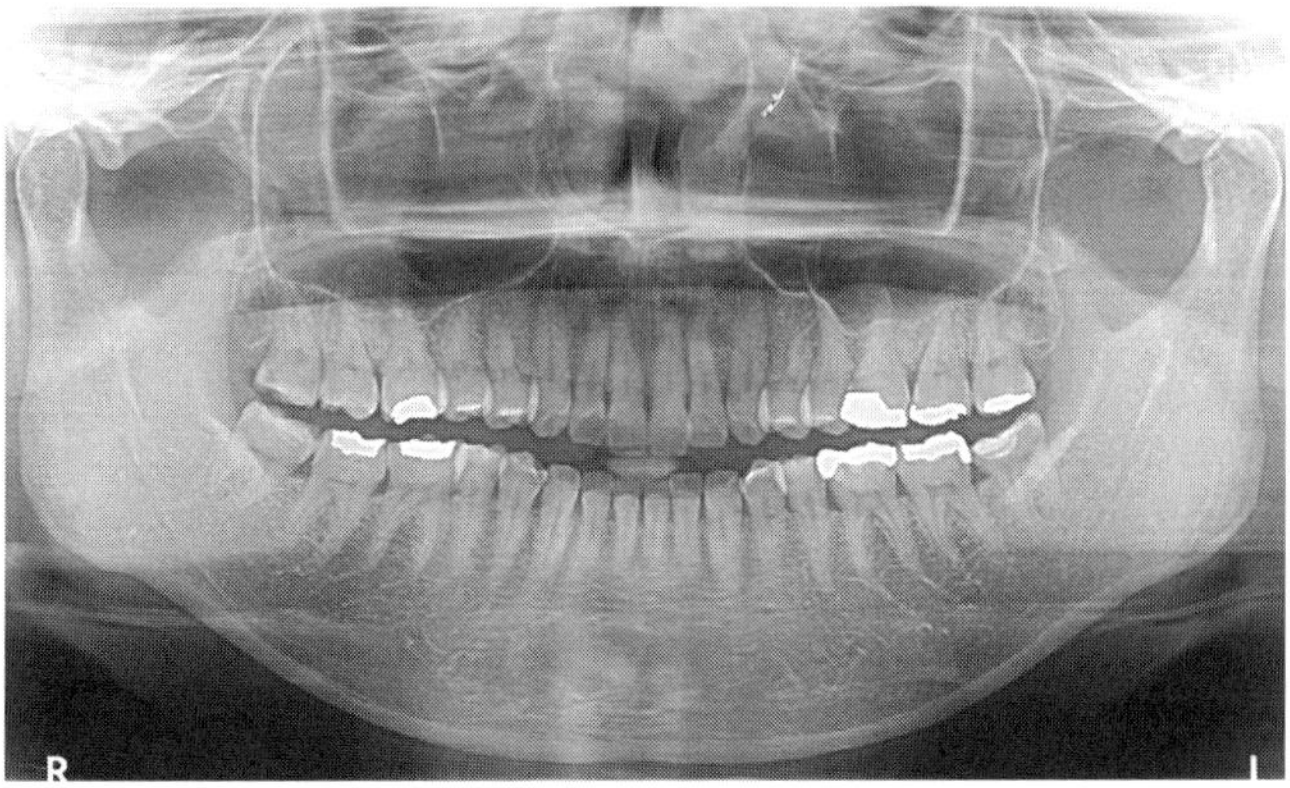

上下に8本の銀歯があり、人前で話す際口元が気になっていました

治療後の口腔内

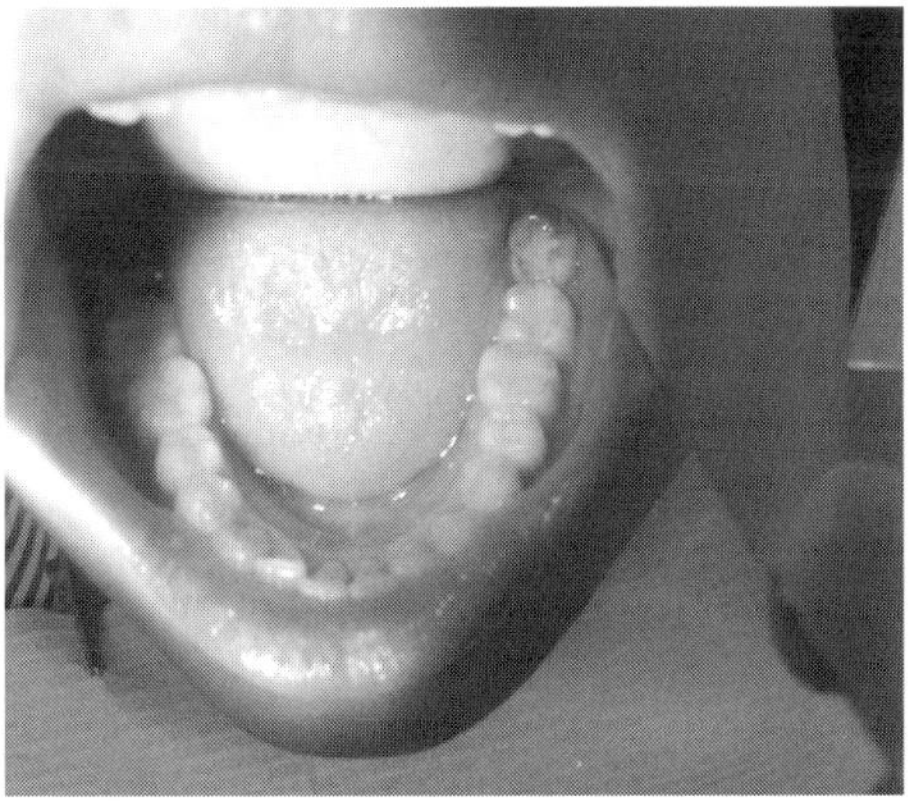

7本をセラミックに、親知らず1本をレジンに変えたことで、口を開ける時にも気にならなくなりました

症例

3

58歳・女性

金属アレルギーとわかって銀歯をセラミックに変えたら、肌荒れや口内炎がなくなった！

この患者さんは、右下の小臼歯から大臼歯にかかる銀歯のブリッジの治療をしてから、湿疹が出たり、メッキでかぶれたりするようになったそうです。

皮膚のただれ具合を見ると、アレルギー症状の人の皮膚と似ていました。金属アレルギーの疑いがあるので、皮膚科を紹介してアレルギー検査を受けていただいた結果、亜鉛の反応が出たそうです。

当院で銀歯のブリッジをはずして、セラミックに変えたところ、湿疹が出なくなり、化粧品を何度変えても治らなかった肌荒れが改善。20年近く肌荒れに悩まされ、周囲の人からも「肌が荒れ気味だね」といわれるほどだったのが、しっとりとした美肌になり、とてもうれしかったそうです。しょっちゅう出ていた口内炎も、ピタッと止まったといいます。

彼女は右下のブリッジ以外にも、銀歯がたくさんあり、1本ずつ徐々にセラミックに変えているところです。まだ銀歯ゼロになっていませんが、自分では更年期障害だと思っていた便秘や下痢、胃の調子の悪さ、全身の疲れやすさなど不快な症状がどんどん改善されて、体調がよくなっていることが明らかだそうです。

初診時のレントゲン

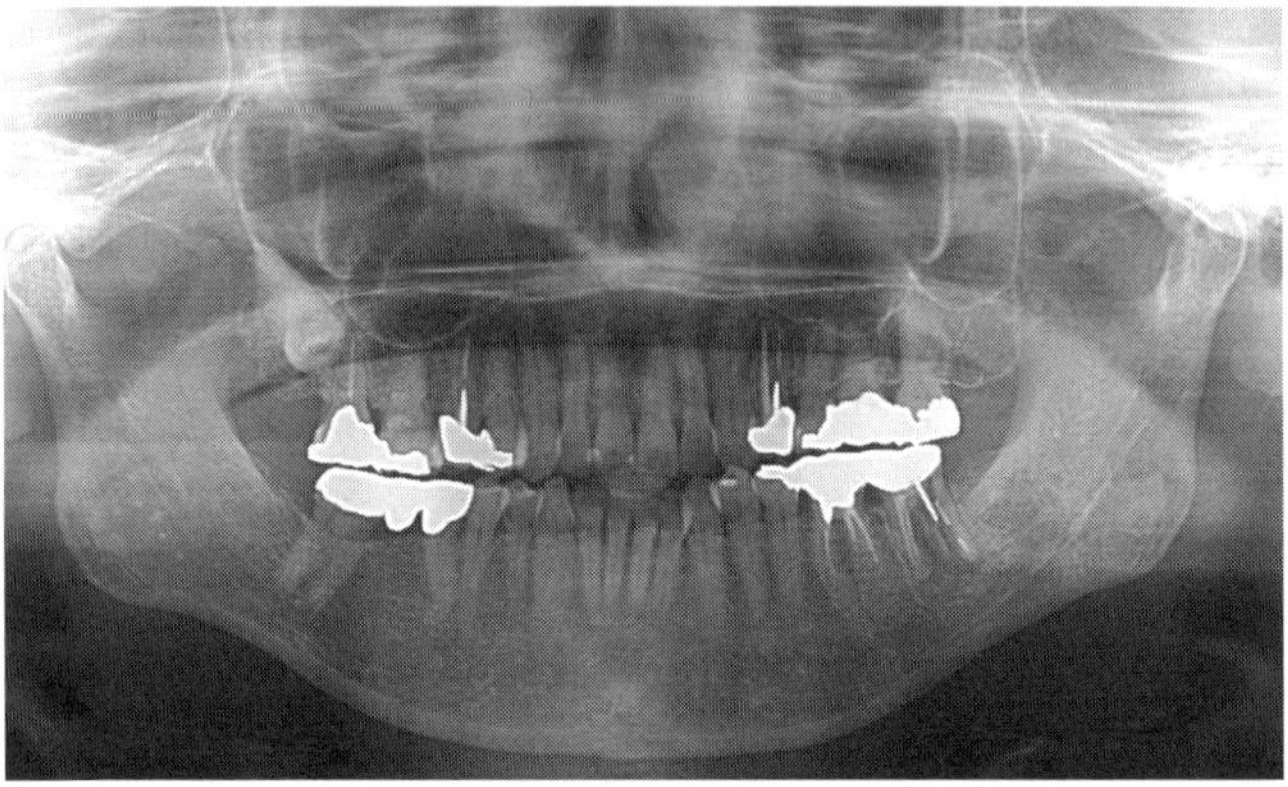

右下（レントゲン写真では左下）の銀歯のブリッジが原因とみられる肌荒れに悩んでいました

治療後の口腔内

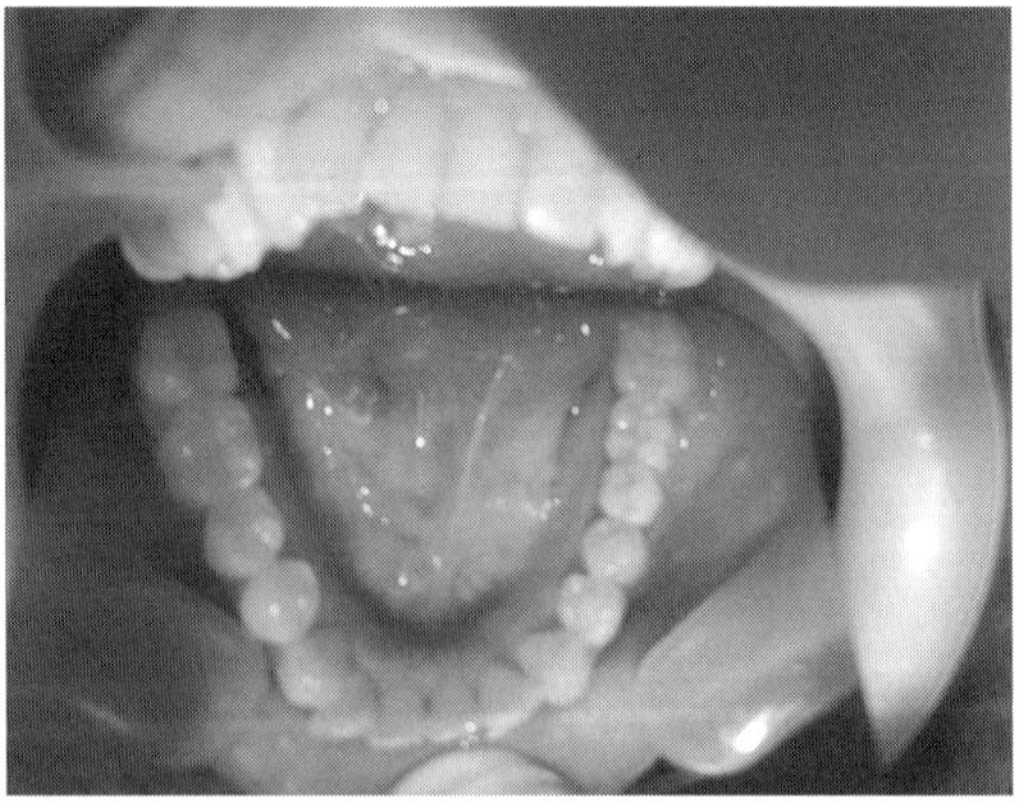

銀歯のブリッジをセラミックに変えたことで肌荒れが治り、笑った時に銀歯が見えることもなくなりました

症例 4
60歳・女性

検査でパラジウムとスズのアレルギーと判明、銀歯をはずして数日後には片頭痛がなくなった

こちらの患者さんは紹介で来院され、右上の大臼歯が銀歯でした。10年ほど前からアクセサリーを付けると皮膚が痒くなることがあり、自分でも金属アレルギーだと思っていたそうです。

「右側ではよく噛めず、金属の味がすることもあった」と言います。片頭痛に悩まされ、市販の頭痛薬をしょっちゅう飲んでいたとか。

ただし、歯科金属によるアレルギーなのか、他の金属によるアレルギーなのか不明なので、アレルギー検査を受けられる病院を紹介。結果は、歯科金属のパラジウムとスズのアレルギーでした。

右上の大臼歯の銀歯をはずしてセラミックに変えたところ、数日後には片頭痛がなくなりました。当初は「頭痛外来の病院を探して紹介しましょう」とお話していたのですが、まず歯の治療をしてからということで、銀歯をはずした

のですが、治療後は片頭痛もまったくなくなり、頭痛外来を紹介する必要がなくなりました。

ご本人も「片頭痛は出ません。二日酔いの頭痛ならありますが（笑）」と冗談をおっしゃるほど、調子がよいようです。

初診時のレントゲン

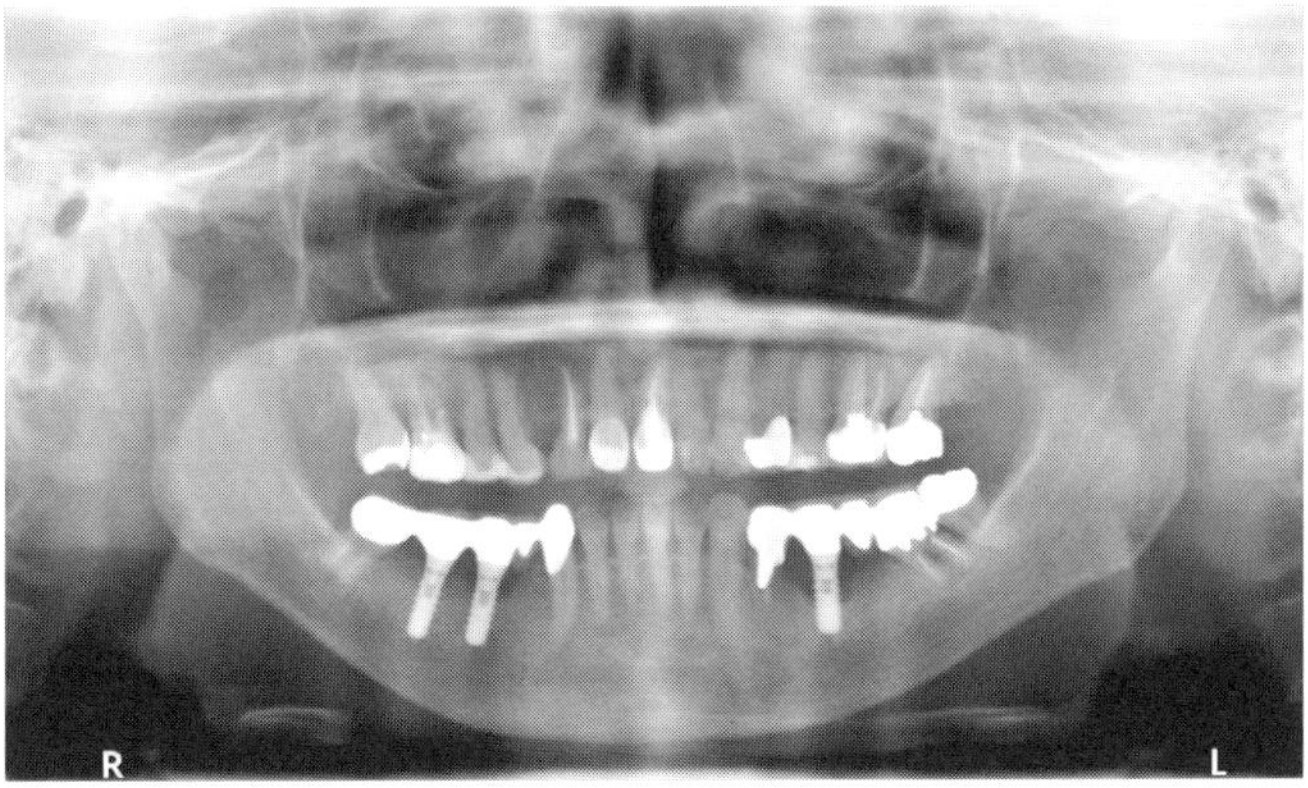

右上の大臼歯(レントゲン写真では左上)が銀歯で、よく噛めず、金属の味がすることも……

治療後の口腔内

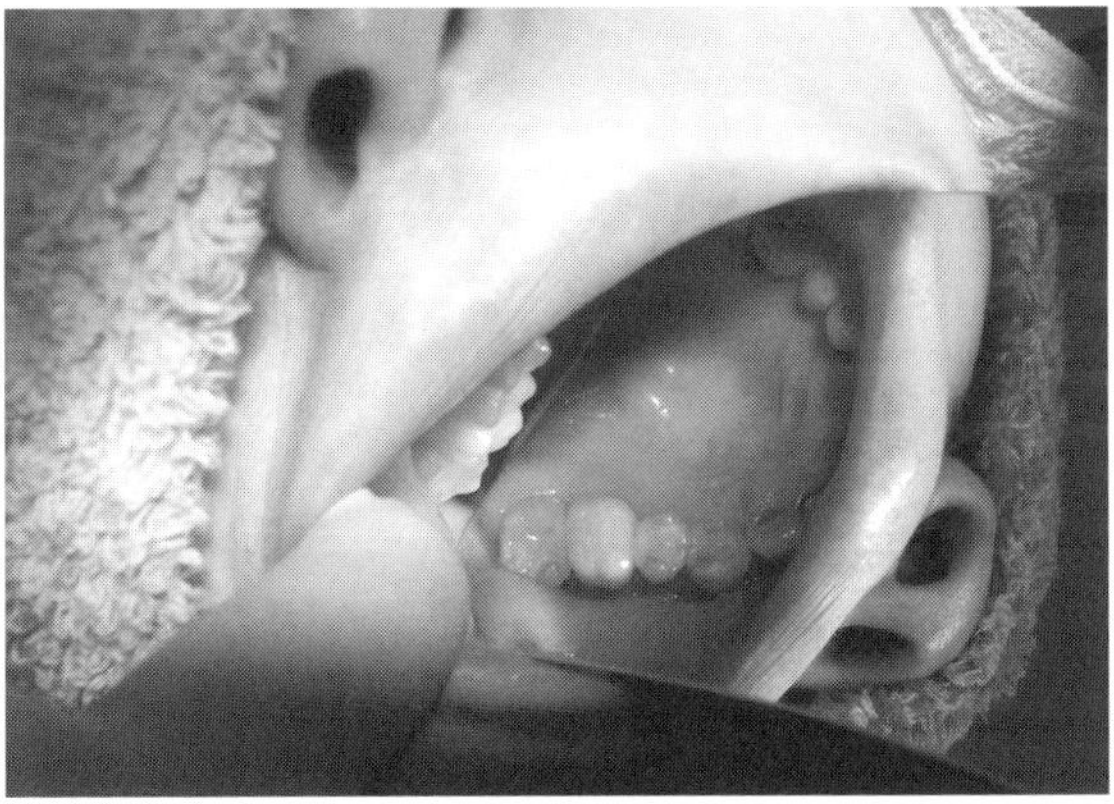

右上の大臼歯をセラミックに変えると、数日後には片頭痛がなくなりました

症例

5

60代・女性

セラミックに変えたら、硬いものもバリバリ食べられるように！

当院が入っている駅ビルに以前あったブティックに勤めていて、現在は退職している60代の患者さんです。

テレビ番組で歯科金属のリスクについて知り、これから治療するならセラミックにしようと考えていたそうです。

抜歯適応の前歯があり、そのほか金属の詰め物や土台が入っている歯もありました。前歯がずっと仮歯のままで硬いものが噛めずに困っていたそうで、当院に来院されました。

まず、前歯をセラミックのブリッジに変え、1年ほどかけてほかの歯も銀歯をはずしてセラミックの被せ物などに順次変えていきました。

セラミックに変えたことで、健康によい十六穀米など硬いものも食べられるようになったと喜ばれていて、「硬いピーナツやステーキなどもバリバリ食べ

初診時のレントゲン

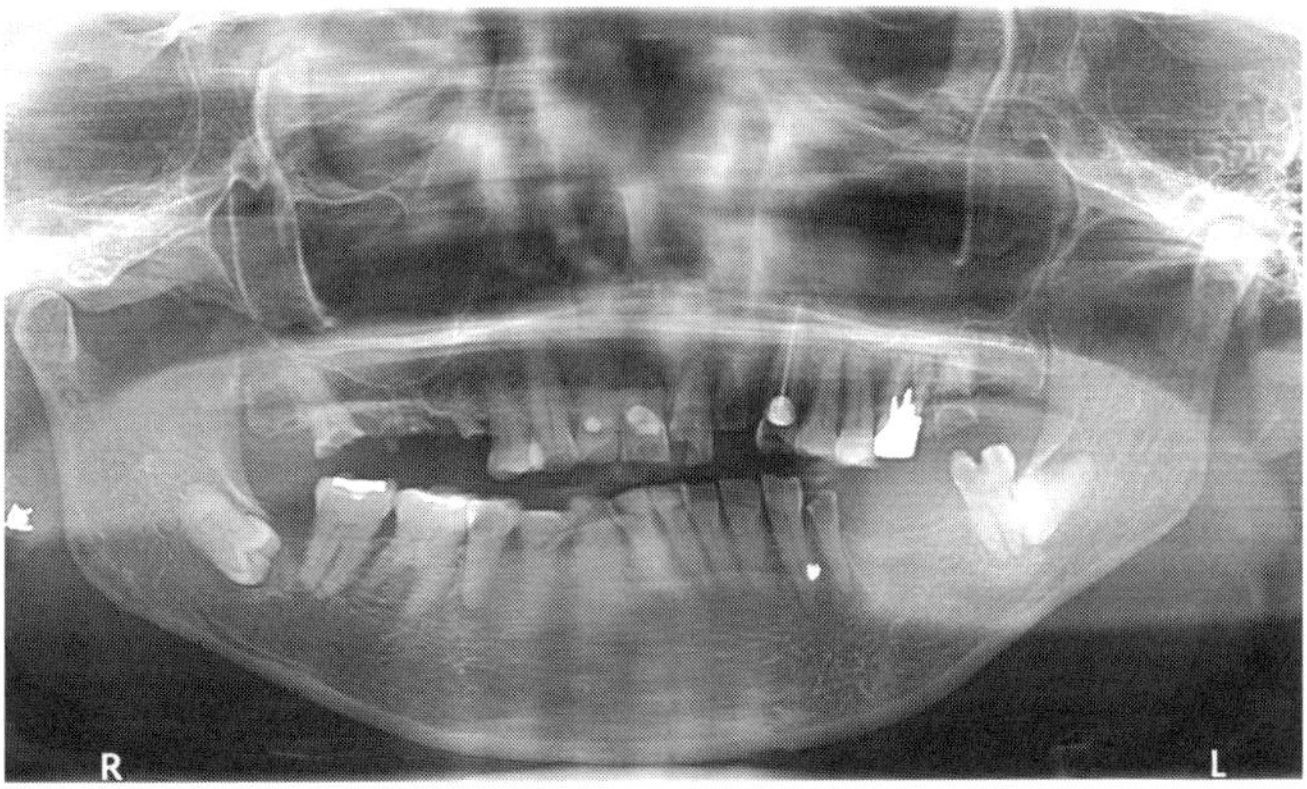

前歯が仮歯のままで硬いものが噛めずにいました。前歯をセラミックのブリッジに変え、ほかの歯も銀歯をはずし、順次セラミックの被せ物などに変えていきました

られ、食事をするたびに喜びがわいてきます。先日もお餅が食べたくなって、恐る恐る焼いて食べてみましたが、何の問題もなく、とてもうれしくなりました。改めまして先生に感謝の気持ちでいっぱいです」と礼状をいただきました。

銀歯をはずしたことで、安心・安全だけでなく、豊かな食生活を送れるようになったことは、素晴らしいの一言です。

症例

6

43歳・男性

メタルボンドの歯が虫歯になり、歯根を残してオールセラミックに。歯茎の腫れがひき、歯を大切にするように！

右下の大臼歯にセラミックが入っていましたが、内側に金属が使われているメタルボンドでした。入れてから9年たっていて、歯磨きすると出血することがあり、歯茎が腫れることも度々あったそうです。

レントゲンを撮ってみると、中が虫歯になっているようでした。実際に冠を外して中を確認すると、大きな虫歯が歯根にあり、虫歯を全て取ったところの根に大きな穴があき、歯肉に貫通していました。歯科的には抜歯も選択肢に入るくらいでした。「セラミックにしたのにどうして虫歯に……」と彼は驚いていました。根の治療が不十分だったことと、内側の金属と土台の歯との間に隙間ができて、そこから細菌感染が起ってしまったのだと思います。

幸いレントゲン写真では、根の先に大きな感染はなさそうだったので、治療方針について彼から「先生ならどうされますか？」と聞かれた際、「歯根を抜いてインプラントやブリッジにする方法もありますが、私だったら自分の歯をできるだけ残します」と答えました。

歯根がいかに大事かを説明したところ、できるだけ歯根をもたせようという方針に賛同されたので、オールセラミックにすることに。

施術後、歯茎の違和感はなくなり、歯を大事にするようになったそうです。自分の歯を残すことが大切だということを理解されたこと、そして人間の本能として、お金をかけたものを大事にすることもあるのではないでしょうか。靴でもバッグでも、高価なものは大切に手入れするじゃないですか。お金をかけた歯を大事にするのは自然なこと。結果として歯を失うリスクが低くなるのではないでしょうか。

また、彼は「具体的な施術方法やそのメリット、デメリットを教えてくれたので、きちんと知識を得たうえで治療法を決められ、とても安心できた」といっています。「何も知らずにいたら、40代で1本の自分の歯を失うところでした。歯根を残してオールセラミックにしたことで、この歯が60代までもつかもしれませんね」と喜んでいました。

ちなみに彼は上の歯2本が子どもの頃からの銀歯でした。それを取ってセラミックに変えたところ、疲れにくくなり、肩こりもなくなり、元気に毎日を過ごしているそうです。

初診時のレントゲン

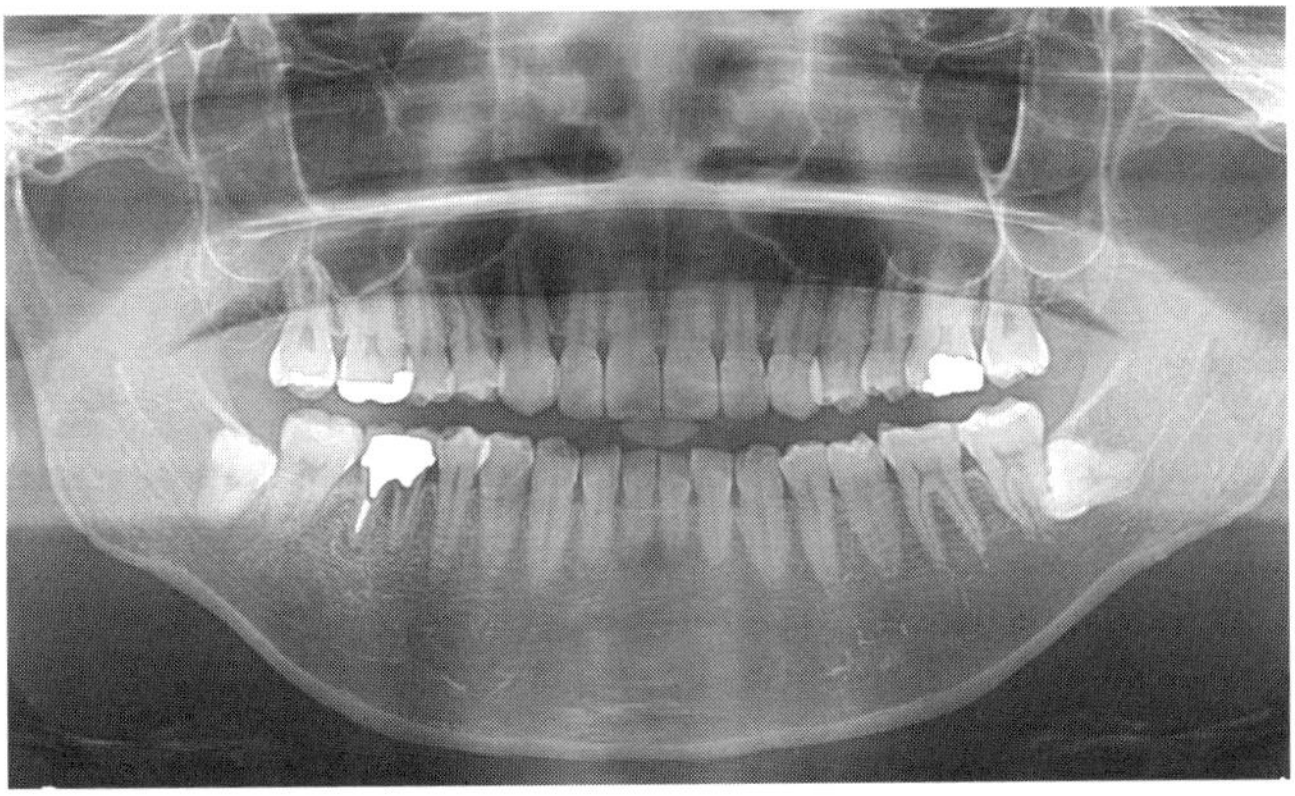

右下の大臼歯（レントゲン写真では左下）はセラミックでしたが、内側に金属が使われているメタルボンド。歯磨きすると出血することも……

治療前の大臼歯（レントゲン）

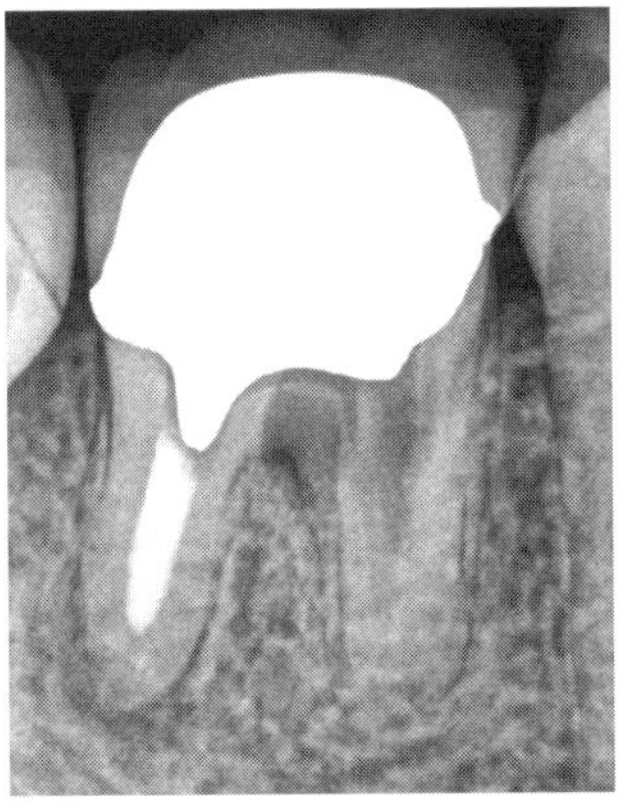

歯根治療が不十分で、内側の金属と土台には隙間が……

治療後の大臼歯（レントゲン）

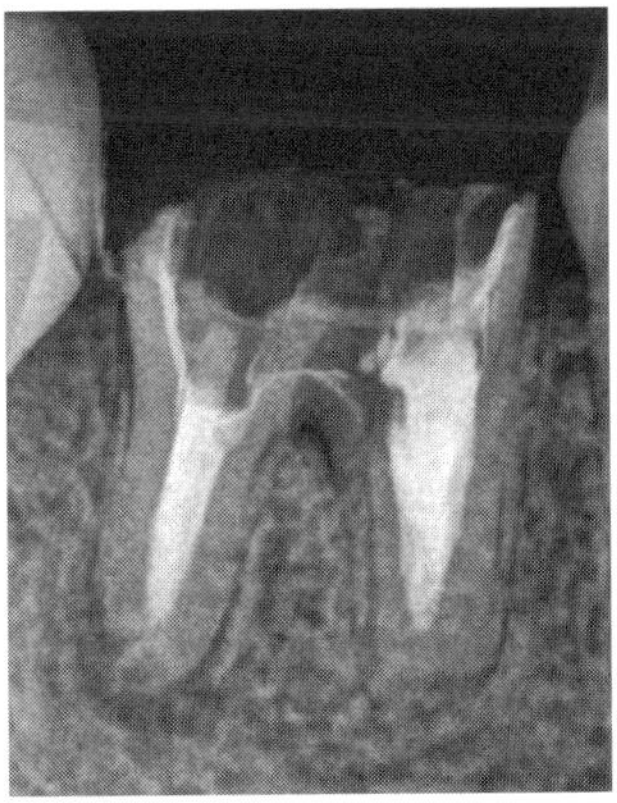

歯根の治療後、オールセラミックに。歯茎の出血もなくなりました

おわりに

本書を手にとっていただき、最後までお読みいただきありがとうございました。本書を出版しようと思ったきっかけはいくつかありますが、最大の理由は日々臨床の場で患者さんが自分のお口の中に興味がない、あるいはお口の中のことを知らないという人が驚くほど多いことです。

歯は自分のカラダの一部です。噛むこと・おいしく食事を食べることは自分の健康そして寿命に直結することです。

ということは自分の家族・友人は勿論自分をとりまく全ての人に関係する事であるのに自分の歯がいつ・どのくらい・どのような方法で治療がなされてきたのかを知っている人の方が少ないのです。

本書の目的は健康寿命を延ばすことです。患者さんと話していると（うちの母もそうですが）「子どもの世話にはなりたくない」とおっしゃる方は多いです。本当に子どもの世話にならないためには健康寿命を延ばすこと以外に解決策はないと思います。

アマルガム等の銀歯の悪い点も書きましたが、実はアマルガムには二次的な虫歯になりにくい、という長所もあります。

私の場合、祖父、父、そして二人の兄も歯科医師であり、実家の診療所では当然アマルガム治療もしておりました。私は決して過去の歯科医療や現在の保険診療を否定する者ではありません。

ただ科学技術が進歩し、時代の流れの中でその時は善しとされていたものが変わっていくのはむしろ当然のことであり、もしかしたらセラミック治療も数十年後には否定される時代がくるかもしれません。私は医療従事者として患者さんの都合に合わせたその時その時のベストと思われる治療を推進していきたい、と考えているだけなのです。

私が子どもの頃、花粉症、アトピーという言葉は聞いたことがありませんでした。用語としてはすでにあったのかもしれませんが、今ほど日常的にはなっていなかったと思います。日本が豊かになり大量生産大量消費の時代に入り農薬やさまざまな化学物質にさらされているうちにアレルギー反応が出てしまうようになってしまったのではないでしょうか？

当院のスタッフの例でもわかるように歯科用金属に何らかの反応を示す率は意外と高く、正直こんなに反応がでるとは予想していませんでした。ぜひ皆さんには、歯科に限らず各種アレルギー検査を受けていただき、反応が出たならばアレルゲンを除去し、デトックスをしていただいて健康寿命を延ばしていただきたいと思います。またこれから妊娠を考えている女性はデトックスしてから妊娠するとこれから授かる命への最大のプレゼントになるのではないでしょうか。

本書を出版するにあたりまず母にお礼を言いたいと思います。父を早くに亡くし、まだ母も若く苦労もあったと思いますが、時には厳しく指導していただきありがとうございました。私の開業時に力を貸してくれた二人の兄たちや母を支えてくださっている親戚一同の皆様にもこの場を借りてお礼を申し上げます。

また、至らない私と開業当初より一緒に働いてくれている二人のスタッフをはじめ、日々日常臨床に真面目にとりくんでいる全社員に心からの感謝を捧げます。

そして本書を出版するきっかけをつくってくれた現代書林の粟國さん、関口さん、堺さん、ありがとうございました。

今、私がこうしていられるのもご縁をいただいた友人たち・仲間、全ての方のおかげであると思っております。

最後に私の大好きな言葉で本書を締めくくりたいと思います。

「感謝」!!

Yokosuka Credo

1：信条

横須賀クレドは、正翔会のスタッフ全員の信条です。私たちは、日本の医療従事者として、歯科から国民の健康を支える医院経営を目指します。その経営哲学としてクレドを制定し、自らのものとして受け入れます。必要な時にいつでも確認できるよう全てのスタッフが携帯し、常にクレドに基づき判断・行動します。

2：ミッション

私たちのミッションは、「予防歯科を広めて、口腔内の健康維持とともに健康な体作り」をお手伝いをすることです。歯科治療はもとより、口腔健康の大切さを啓発し、地域に根ざした健康アドバイザーとしての役割を担います。そのためにも、安全で質の高い医療サービスを提供するとともに、健康に関する知識見識を高め、選ばれる歯科医院へと成長を遂げることが、私たち正翔会の果たすべきミッションです。

3：ビジョン

私たちのビジョンは、正翔会と関わりのある方々が、お口の健康に自信を持って人生を送っていただくことです。開業20年となる2025年には、正翔会が国民の口腔健康に寄与する医療機関として象徴的な存在となっています。歯科業界関係者のみならず、他分野からの研修や視察が絶えない医院となって、教育機関としての機能も果たしています。その社会的役割を担い続けることが、私たち正翔会の目指すべきビジョンです。

4：その人医療

私たちは、「その人医療」を実践します患者さんを自らの家族や親友と想い、個別の要望や事情を考慮した治療計画を立てて、合意を得て無理なく進めます。虫歯治療や銀歯除去に加えて、歯磨き啓発、定期健診、審美矯正、口腔外科、デトックスなど、幅広い歯科メニューから患者さんのライフプランと予算に応じた治療を行う「その人医療」を実践します。

5：健康と環境へのこだわり

私たちは、「健康にこだわる医院」として、治療に必要な薬剤や材料素材を厳選します。法令遵守は勿論のこと、認可がなされていても、人体に悪影響を及ぼしかねない薬剤や材料素材は使用しません。加えて、取引会社の選定や医療廃棄物の適正処理など、「地球環境にも配慮した医院」として、安心と安全にこだわった医院経営を目指します。

【参考文献】

『口の中に潜む恐怖―アマルガム水銀中毒からの生還』ダニー・スタインバーグ著／山田純訳／ダイナミックセラーズ出版
『誰も知らなかった病気の原因―本当に怖い歯の詰め物』ハル・ハギンズ著／田中信男訳／ダイナミックセラーズ出版
『口の中からはじまる医療革命―内科診療と歯科診療の和合が不調を改善させる！』陰山康成著／ビオ・マガジン
『歯科医療最前線―治療を受ける前に知っておきたい歯科情報』中垣直毅、小沼正樹、安藤正実、永田彰純、高 大松、洲崎雄介、大越聡一郎（共著）／朝波惣一郎監修／現代書林
『全身の不調がよくなる歯のかみ合わせ』井上秀人著／現代書林

あなたのカラダの悩《なや》みは、口《くち》の中《なか》が原因《げんいん》だった⁉

2016年7月11日　初版第1刷

著　者 ―――――――― 横須賀正人《よこすかまさひと》
発行者 ―――――――― 坂本桂一
発行所 ―――――――― 現代書林
〒162-0053　東京都新宿区原町3-61　桂ビル
TEL／代表　03(3205)8384
振替00140-7-42905
http://www.gendaishorin.co.jp/
カバー・本文デザイン ―― 吉﨑広明(ベルソグラフィック)
イラスト ―――――― にしだきょうこ(ベルソグラフィック)
図　版 ―――――――― 竹川美智子

印刷・製本：広研印刷(株)
乱丁・落丁本はお取り替えいたします。

定価はカバーに
表示してあります。

ISBN978-4-7745-1579-3 C0047